CHEGA DE FUGIR DO MEDO!

Karina Marcuci

Copyright© 2020 by Literare Books International.
Todos os direitos desta edição são reservados à Literare Books International.

Presidente:
Mauricio Sita

Vice-presidente:
Alessandra Ksenhuck

Projeto gráfico, capa e diagramação:
Gabriel Uchima

Ilustrações:
Tiago Marcuci

Revisão:
Ivani Rezende

Diretora de projetos:
Gleide Santos

Diretora executiva:
Julyana Rosa

Diretor de marketing:
Horacio Corral

Relacionamento com o cliente:
Claudia Pires

Impressão:
Editora Evangraf

Dados Internacionais de Catalogação na Publicação (CIP)
(eDOC BRASIL, Belo Horizonte/MG)

M322c	Marcuci, Karina. Chega de fugir do medo / Karina Marcuci. – São Paulo, SP: Literare Books International, 2020. 14 x 21 cm ISBN 978-65-5922-012-0 1. Literatura de não-ficção. 2. Medo. 3. Superação. I. Título. CDD 152.46

Elaborado por Maurício Amormino Júnior – CRB6/2422

Literare Books International Ltda.
Rua Antônio Augusto Covello, 472 – Vila Mariana – São Paulo, SP.
CEP 01550-060
Fone: (0**11) 2659-0968
site: www.literarebooks.com.br
e-mail: contato@literarebooks.com.br

AGRADECIMENTOS

Agradeço primeiramente ao meu esposo, que sempre esteve ao meu lado, inclusive em meio aos meus devaneios.

Agradeço aos meus filhos por permitirem, em muitos momentos que poderiam ser exclusivos deles, a possibilidade de estudar e cultivar meus sonhos.

Agradeço aos meus familiares pelo carinho e respeito.

Acredito, verdadeiramente, que ter um propósito significativo e cuidar de si mesma no intuito de evoluir é abrir espaço para a vida fluir em abundância e felicidade.

Sinto-me lisonjeada e feliz de estar com você, leitor, neste momento.

Espero que esta leitura lhe traga boas emoções e significado, que ajude a escrever a sua história.

PREFÁCIO

Começo este prefácio agradecendo à Karina, o amável convite para fazer parte deste livro. Sinto-me profundamente lisonjeada por esta amizade que se criou além-fronteiras, para além do outro lado do Atlântico.

Sou portuguesa, de Lisboa, psicóloga e hipnoterapeuta neurossistêmica e conheço bem os benefícios e a importância de ajudar cada cliente que procura ajuda, a desenvolver o autoconhecimento e a desenvolver competências para melhor gerir as suas emoções. Considero mesmo que sem esse processo adquirido, o processo terapêutico não estará completo.

Como pessoa e como terapeuta, percebo que, uma inteligência emocional desenvolvida, pode fazer a diferença entre ter uma vida com qualidade ou ter uma vida em modo de "piloto automático", onde permitimos ficar á mercê de doenças e do mundo exterior a nós, e que este nos afete e, por conseguinte, tome o controle da nossa vida.

Quando entendermos bem as nossas emoções e, em simultâneo, usarmos a nossa inteligência emocional para compreender o estado das pessoas com quem nos relacionamos e prevermos as suas reações às nossas palavras e comportamentos, passamos a ter a possibilidade de modelar e ajustar a nossa comunicação para obter melhores resultados e, por conseguinte, relações mais felizes.

É com o sentido de nos levar a ter relações mais felizes, conosco próprios e com os outros, que a Karina nos convida a fazer esta viagem, onde vamos conhecer mais sobre nós próprios, sobre o nosso corpo, sobre a nossa mente e sobre as nossas emoções, bem como o impacto que as emoções têm no bom funcionamento do corpo.

Neste livro, a ênfase é na emoção medo, uma das emoções primárias que mais determinam as nossas ações.

Com exemplos de casos reais seus, do consultório, que ajudam o leitor a se identificar e a perceber que o seu caso não é único, e por meio de questionários e exercícios práticos o leitor é levado a fazer uma introspecção e reflexão sobre os seus hábitos mentais e comportamentais.

A autora apresenta um conjunto de atividades terapêuticas que ajudam o leitor a desenvolver uma maior inteligência emocional, a fazer uso do seu livre-arbítrio para ter o controle da sua vida e do seu bem-estar.

Este livro deve ser visto como um recurso para uma viagem interna e que todas as conclusões a que cheguem sobre vocês próprios, não estão bem nem mal, apenas vos levam a uma maior consciência de si próprios.

Tomar consciência, saber se escutar, desenvolver competências de boa gestão emocional, é o primeiro passo, para a mudança que necessita ver acontecer.

Convido-o a fazer este percurso conosco e consigo próprio!

Convido-o a sem medo...a conhecer os seus medos!

Fátima Neves

SUMÁRIO

Capítulo 1
O MEDO E A VERDADE EDITADA 13

Capítulo 2
LUTA E FUGA 29

Capítulo 3
EMOÇÕES 47

Capítulo 4
EMOÇÕES X RAZÃO 63

Capítulo 5
AS EMOÇÕES E NOSSAS DOENÇAS FÍSICAS E PSÍQUICAS 87

Capítulo 6
CONSCIÊNCIA CORPORAL 101

Capítulo 7
COMO ESCUTAR SEU CORPO 115

Capítulo 8
LIVRE-ARBÍTRIO 129

Capítulo 9
POR QUE FAZER TERAPIA? HIPNOSE? 143

Capítulo 10
CONCLUSÕES FINAIS 151

"A vida é maravilhosa se não se tem medo dela."

(Charles Chaplin)

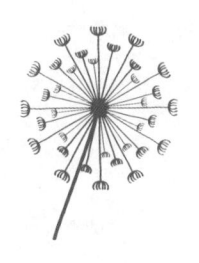

Capítulo 1
O MEDO E A VERDADE EDITADA

Você pode estar se perguntando o porquê de um livro e um curso sobre o medo. Mas será mesmo difícil imaginar os tantos porquês da necessidade e importância desse tipo de estudo, informação e conhecimento?

Veja! Vamos utilizar o momento que estamos vivendo agora. Pandemia, isolamento, Covid-19, supostas possibilidades de outras pandemias vindas da China, ameaça de nuvem com milhões de gafanhotos, ciclone bomba, nuvem de poeira, crise política, crise econômica, desemprego, instabilidade financeira, futuro incerto. Não parece o suficiente para você?

Além disso, vivemos a era da verdade editada. Sabe o que é isso? É um comportamento padrão que foi absorvido por muitos de nós, que consiste em publicar nas redes sociais algo bem diferente da realidade. Por exemplo: a pessoa está se sentindo triste e desanimada com a pandemia, mal tem vontade de sair da cama, mas passa maquiagem e se produz para tirar fotos sorrindo e postar nas diversas mídias que utiliza.

Estamos vivendo muito mais a nossa falsa vida virtual do que a verdadeira. Gostamos de acreditar que a foto sorrindo, de maquiagem e com uma roupa bonita é a que define nossa verdade, ignorando o desânimo e a falta de vontade de sair da cama. É mais fácil acreditar nos cinco minutos em que se tirou uma foto, do que no resto do dia sem vida. Uma ilusão bonitinha é de mais fácil aceitação do que a realidade mais delicada e sofrida.

No entanto, essa situação deve ser trabalhada e transformada, para que o sorriso da foto deixe de ser somente da imagem e passe a ser aquele que você dá todos os dias quando acorda, independentemente de ter alguém olhando ou não. Ou ainda, que se aceite o desânimo como uma fase e conviva com ele de outra forma.

Percebe a realidade em que estamos vivendo?

Estamos confusos, perdidos, desequilibrados e, por isso mesmo, precisamos trabalhar o autoconhecimento e desenvolver nossas habilidades pessoais.

Este livro é um convite para o início de uma jornada. Vamos atravessar a ciranda das emoções, uma a uma, conhecendo, compreendendo e acessando cada uma delas. Esse primeiro passeio junto às emoções é essencial para que se conheça o todo.

Somos feitos de emoção. Quando nos damos conta desse fato e melhoramos nossa autopercepção, tudo se transforma para melhor.

Quem se dispõe a conhecer suas emoções, a aceitá-las e ressignificá-las, passa a ter a direção de si mesmo.

Quando nós, como seres humanos, passamos a nos posicionar como espectadores de nós mesmos, nos analisando, acabamos por nos aprofundar em nós mesmos. Por que sentimos isso? Por que ajo dessa forma? Por que sinto medo nessa situação? Essas perguntas encontrarão respostas únicas. Somos complexos e nenhuma pessoa é igual a outra, por isso o autoconhecimento é o bem mais importante que podemos adquirir.

Mesmo quando uma pessoa me procura e começa um tratamento no consultório, quase sempre apresenta dificuldade em compreender e reconhecer todas as suas emoções. Por exemplo:

uma paciente pode chegar e se queixar da falta de autoestima por um divórcio ou recente separação, ou até mesmo por um excesso de peso. Ela demonstra ser capaz de perceber um sintoma negativo em suas emoções, mas pode passar despercebidamente pelo fato de que foi negligenciada em sua infância e lá pode estar a raiz de uma carência afetiva e um medo de ser negligenciada novamente ou rejeitada, de alguma maneira.

Somos capazes de perceber um ou dois incômodos, mas é comum que não estejamos aptos a reconhecer o todo e a raiz de nossos rompantes como um determinado medo, tristeza e até mesmo uma aversão.

Somado à era da verdade editada, que citamos anteriormente, também tentamos, de modo inconsciente e coletivo, mascarar as nossas verdades, como se não fôssemos autorizados a ter momentos tristes, dias ruins, momentos infelizes ou carregar qualquer emoção negativa.

Fingimos muitas vezes para nós mesmos, nos tornando alienados de quem somos e do que sentimos.

Somos todos feitos de altos e baixos, dias bons e dias ruins, qualidades e defeitos, diferente do mundo virtual. Passamos a acreditar que a realidade de muitos é melhor do que a nossa, mesmo sem saber se aquela aparência virtual corresponde à verdadeira.

Com tanta beleza, alegria, otimismo e muitas coisas positivas sendo postadas, é bem provável que passemos a nos sentir mal quando temos um dia ruim. A comparação é um dos venenos mais ingeridos na atualidade. E acaba servindo como um termômetro do "tenho que" para ser aceito e amado. Tendemos a ignorar a tristeza, o mal-estar, o desânimo ou o que for, em vez de olharmos para o que estamos sentindo. Esse mecanismo nos afasta de quem somos de verdade.

Ou seja, estamos deixando de lado um ótimo exercício de autoconhecimento e que deveria ser algo comum e obrigatório em nosso viver. Permitir abrir espaço para aceitar o que se sente e refletir sobre isso. Esse comportamento nos permite trabalhar nossas emoções para nos tornarmos mais fortes e conscientes. Evolução!

É a era da ditadura de felicidade. Absorvemos o otimismo e a felicidade como obrigações e não como um estado real, que oscila naturalmente.

Este livro e curso vão ajudar você a compreender que podemos sim ter dias e momentos ruins, faz parte da trajetória do ser humano, não há nada de errado ou de mal nisso. Todos sofremos situações externas ou até mesmo internas que nos levam a passar por altos e baixos. Se eu bato o carro no trânsito e tenho uma despesa alta com o acidente, posso me sentir frustrado e chateado, assim como se brigo com meu/minha parceiro(a) seja pelo que for, também fico triste e me sentindo culpado(a) ou se ainda discuto com meu melhor amigo por uma bobagem qualquer.

Estamos fadados a viver momentos e dias ruins, os problemas fazem parte da vida como os obstáculos e fases fazem parte de um jogo de *videogame*. No fim, tanto em um quanto em outro, temos que simplesmente aprender novas estratégias ou contornar os obstáculos e passar de fase. Nunca haverá uma fase sem dificuldade ou sem problema algum, o que muda é como percebemos esses obstáculos. Alteramos a nossa percepção e aceitamos a vida como ela chega.

    É muito mais fácil viver quando assimilamos a resiliência em nós mesmos.

    E a vida fica mais leve, plena e feliz.

Questionário 1:
VOCÊ VIVE UMA VERDADE EDITADA?

1- Como você se sente ao acordar de manhã? Você acorda feliz por mais um dia de vida ou sente o peso de viver mais um dia?

_____
_____
_____
_____
_____
_____

2- Você sente que dormiu bem durante a noite ou sente seu corpo cansado e uma mente acelerada logo que acorda?

_____
_____
_____
_____
_____
_____

3- Qual a sua motivação para seguir o dia? Você sabe que vai falar com alguém que gosta? Vai fazer algo que se sente bem, como uma caminhada? Ou seu trabalho o satisfaz? Há algo em seu dia e rotina que o faz feliz?

_____

_____

_____

_____

_____

4- Se você olhar o seu Facebook e/ou Instagram agora, as fotos que você postou nos últimos dias condizem com a sua realidade ou você acha que pode se tratar de uma verdade editada?

_____

_____

_____

_____

_____

_____

5- Se você olhar as postagens de pessoas que conhece, consegue perceber a verdade editada em suas redes sociais?

_____
_____
_____
_____
_____
_____

6- Pense a respeito sobre o que vê nas redes sociais e como acredita que a vida deve ser no dia a dia. Você acha mais importante o que está postando ou o que você faz quando está sozinho, sem ninguém olhando?

_____
_____
_____
_____
_____
_____

7- Se você tivesse um filho pequeno ou uma criança pela qual fosse responsável, ensinaria a postar fotos diferentes de sua realidade nas redes ou falaria com ela sobre a verdade da vida e brincadeiras que poderia fazer sem se preocupar com postagem alguma?

_____
_____
_____
_____

8- Se você pudesse falar com si mesmo quando criança, o que diria sobre as futuras postagens nas redes sociais? Diria a você mesmo que postasse uma verdade editada ou que procurasse viver a vida de maneira feliz independentemente de ter pessoas testemunhando o que você faz?

_____
_____
_____
_____

Paciente 1

Mencionaremos, no decorrer deste livro, exemplos de pacientes fictícios que estão em situações difíceis, causadas pelo medo.

Não se trata de nenhuma regra, pois cada ser humano é único, bem como seu momento, as causas e as soluções de uma dificuldade. Somos seres únicos, cheios de complexidade e os exemplos que seguirão em cada capítulo podem servir de inspiração, como uma possibilidade de enxergar a nós mesmos, refletir nossos momentos, dificuldades, possíveis causas e boas soluções.

Pedro - Alto Executivo - Burnout

Um homem de cinquenta anos, um alto executivo bem-sucedido, porém há vários meses ele vem sofrendo de *Burnout* (Síndrome do esgotamento profissional com estresse e exaustão externos).

Os principais sinais e sintomas que podem indicar a Síndrome de *Burnout* são:
- ✓ cansaço excessivo, físico e mental;

CHEGA DE FUGIR DO MEDO!

- ✓ dor de cabeça frequente, alterações no apetite, insônia, pressão alta;
- ✓ dificuldades de concentração;
- ✓ sentimentos de fracasso e insegurança;
- ✓ negatividade constante;
- ✓ sentimentos de derrota e desesperança;
- ✓ sentimentos de incompetência;
- ✓ alterações repentinas de humor, isolamento, fadiga;
- ✓ dores musculares;
- ✓ problemas gastrointestinais.

— *Pedro, o que traz você aqui?*
— *Doutora, eu estou muito estressado, me sinto sempre cansado.*
— *Sei.*
Ele continua.
— *Não durmo direito há algum tempo, irritado, explodindo por qualquer coisa.*
Eu olho para ele atentamente.
Ele respira fundo e finaliza com um suspiro.
— *Tenho vontade de acabar com esse sofrimento e já pensei várias vezes em me matar. Não sei mais o que fazer, estou medicado, mas parece que não resolve.*
Durante a entrevista inicial, buscarei as possíveis causas para o que ele está sentindo, como:

qual é a sua construção de vida até aqui? Quais desafios enfrentou e como ficou? Sente falta de reconhecimento? Falta de tempo para si mesmo? Tem conflitos nas relações interpessoais? Talvez cultura organizacional tóxica?

Essas perguntas e possíveis respostas são alguns recursos para construção dos caminhos que trilharemos juntos.

Cada caso é único, muitas vezes demanda que trabalhe com outras especialidades, como neste caso, em que o esgotamento é algo físico e psíquico. Psicologia e Psiquiatria podem ser áreas que se somam para este paciente.

Em clínica, por meio do processo de neuroressignificação, as estratégias serão voltadas para novos e mais eficazes comportamentos e, ainda, uma reorganização da rotina pessoal e profissional. Também podem fazer parte desse contexto sessões de hipnose clínica em busca de reorganizar e aliviar emoções antigas que possam estar de alguma forma interferindo nas relações atuais e causando sofrimento.

A ressignificação é um processo importante e que abre espaço para padrões e hábitos mais saudáveis. Algumas vezes, o cultivo da meditação para suporte diário dentre outras possibilidades que se somam a uma vida mais completa e feliz. Como, inclusive, a boa e constante prática de exercícios físicos, acompanhada de alimentação adequada. O tratamento é exclusivo e personalizado para cada paciente.

Paralelamente, o paciente sempre pode colaborar para si mesmo com a leitura de livros, cursos de autoajuda e desenvolvimento pessoal.

Nesse caso específico, teremos que descobrir se há possibilidade ou até necessidade de mudar de emprego ou até abrir um negócio próprio ou somente se as mudanças na vida e rotina desse paciente serão suficientes.

Muitas vezes, a mudança de percepção e de alguns hábitos e comportamentos podem já ser uma boa transformação, se tornando a solução.

Casos de *Burnout* têm se tornado cada vez mais frequentes devido, infelizmente, a um número cada vez maior de empresas com culturas organizacionais negativas e funcionários que acreditam que aquele ambiente é normal, quando não é nem deveria ser. No entanto, a mudança de posicionamento dos que vivem nesse ambiente pode ajudar. Senão, a mudança de emprego ou a coragem para empreender.

"Podemos facilmente perdoar a uma criança que tem medo do escuro: a real tragédia da vida é quando os homens têm medo da luz."

(Platão)

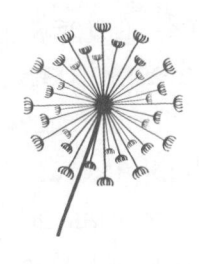

Capítulo 2
LUTA E FUGA

Medo, ansiedade, pânico! Até que ponto essa sensação pode ser considerada normal? Vamos abordar agora o que a fisiologia chama de "Reação de luta e fuga".

Você já ouvir falar?

No passado, lá no tempo das cavernas, nossos ancestrais viviam sem qualquer tipo de proteção. Tinham que caçar e fugir de grandes animais para garantir sua sobrevivência. Cada vez que se deparavam com um animal feroz, tinham que lutar ou fugir. Com isso, na nossa fisiologia, foi desenvolvido um sistema de reação chamado de "luta e fuga". Ou o ser humano lutava para sobreviver ou fugia em um ambiente inóspito. Esse mecanismo que permitia a sua sobrevivência naquele momento também era gerador de medo e ansiedade.

O ser humano hoje é uma unidade biopsicossocial e espiritual, ou seja, recebemos influências biológicas, psicológicas, sociais e espirituais em nossa formação enquanto indivíduos. Apesar de muitas mudanças em nosso *habitat* e estilo de vida, ainda trazemos várias memórias de nossos ancestrais, a chamada memória coletiva e acionamos de diversas maneiras esse mesmo sistema de proteção do organismo. "Ah, mas para que me serve esse sistema, se não tenho que me deparar com grandes animais?".

Hoje a nossa sobrevivência está atrelada ao mundo moderno, que não mais nos apresenta o perigo de animais, mas outros como: a possibilidade de ser assaltado, um acidente de trânsito, o dirigir numa rua escura enquanto volto para casa, o parar num semáforo vazio no meio da madrugada, uma crítica ou cobrança sobre a escolha da faculdade que irei cursar, talvez uma prova importante, ou seja, muitos podem ser os estressores hoje, que podem representar um perigo.

São situações diferentes, os nossos predadores mudaram, mas acionam o mesmo sistema de luta e fuga. Sofremos internamente, como se ainda estivéssemos sendo atacados por um

grande animal. A dor e o medo são os mesmos, pois tudo está relacionado a nossa sobrevivência. Nesse momento, talvez você já esteja se sentindo mais leve ao compreender que não apenas você se sente tão ansioso ao olhar para um boleto ou uma conta para pagar. Você não está sozinho(a)!
Podemos evitar que os nossos sistemas, inclusive o de luta e fuga, sejam acionados? Não. Eles são acionados independentemente de nossa vontade. É uma forma de proteção do nosso organismo diante de um estímulo real ou potencial que nos coloca em risco. Mas há possibilidade de, pelo conhecimento do todo e de como ele se manifesta, identificar esse mecanismo. De forma a não se tornar refém, quando sou capaz de perceber minhas reações corpóreas e também meus pensamentos e sentimentos, então posso agir sobre o quadro e não mais sucumbir aos efeitos dele. Consequentemente, posso diminuir a ansiedade, controlando o medo e aumentando minha assertividade e a qualidade de vida.

Para que compreenda como isso funciona na prática, convido você para o nosso segundo exercício.

Questionário 2:
ENTREVISTA DAS REAÇÕES DE LUTA E FUGA

1- Você sente ansiedade quando chega uma conta para pagar? Se sim, de que maneira você acha que pode organizar esse momento para não sofrer a cada vez que olha para um boleto?

_____
_____
_____
_____
_____
_____

2- Quando recebe uma mensagem da pessoa amada, você se sente ansioso(a), por que não sabe se irá se encontrar com essa pessoa nesse dia e é algo que quer muito?

_____
_____
_____

3- Você se sente mal quando fica parado num congestionamento, sente o peito apertar, e uma vontade de sair correndo dali, ou uma forte irritação?

4- Se o seu chefe na empresa ou onde você trabalha chama para uma conversa inesperada e ele tem o semblante fechado, você fica nervoso(a)? Sente uma grande ameaça em sua vida com a possibilidade de perder o emprego e, consequentemente, sua fonte de renda?

5- Consegue pensar em outras situações comuns do dia a dia em que sente a reação de luta e fuga agindo em seu corpo? Exemplos: o andar numa montanha russa, o latido inesperado de um cachorro, quando você está andando numa calçada ou ainda o grito de uma pessoa num local totalmente silencioso, como numa igreja ou num hospital. Pense sobre a sua vida e perceberá que muitas situações podem levar você a ativar o sistema de reação de luta e fuga.

Comentários do questionário 2:
ENTREVISTA DAS REAÇÕES
DE LUTA E FUGA

Questão 1

Todos nós sofremos com o excesso de contas para pagar, ou ainda que sejam poucas, sentimos o pesar de gastar o nosso dinheiro com coisas que não gostaríamos. Mas será que não podemos mudar a nossa percepção sobre as contas para pagar?

Sim! Não apenas podemos, como devemos fazer isso.

Se eu tenho que pagar todos os meses o financiamento do meu carro ou da minha casa, eu não poderia me sentir grato pelo bem que adquiri com aquela possibilidade de pagamento? Não faria sentido eu pensar em gratidão pelo fato de ter condições de pagar aquela conta?

Quando muitos não podem ter o que eu tenho ou estão desempregados, eu ainda tenho como pagar o determinado boleto, seja ele de água, luz, telefone ou até mesmo um par de sapatos que eu comprei. Existe uma troca entre o pagar o boleto e algo adquirido. É preciso mudar a maneira que você percebe o boleto, pois ele não é um inimigo, mas apenas uma forma de troca. Você o paga para obter alguma coisa e agradece pelo que tem. Essa maneira de perceber o que você paga muda a ansiedade que sente, alivia a sua vida e a torna mais leve. O boleto não é um inimigo, mas uma simples moeda de troca por algo de que você precisa ou gosta.

Questão 2

Se você está num relacionamento amoroso, se sente apaixonado, é normal sentir o frio na barriga e as borboletas no estômago a cada contato que tem com essa pessoa; nesse caso, essas sensações trazem bem-estar e também excitação, não sendo necessária, na maior parte das vezes, uma percepção de ameaça.

Porém, em uma relação, existem momentos em que poderá existir insegurança em relação ao outro, pois nunca sabemos ao certo o que a outra pessoa está pensando ou sentindo, só podemos imaginar o que "eu acho" que ela pensa e ou sente, correto?

Se por muitas vezes não temos controle nem de nós mesmos, quem dirá do próximo. Então, como eu vou conseguir me sentir em paz em qualquer relação? Trabalhando a si mesmo.

Veja! Se você trabalhar a sua autoestima e amor próprio, mesmo que esteja se sentindo mais apaixonado do que nunca, também terá a compreensão de que sua vida nunca deve depender de outra pessoa, mas somente de si mesmo.

Quando encontramos o equilíbrio interno, a satisfação com quem somos, é claro que podemos ficar chateados e tristes se a tal relação não der certo, mas passamos a ter a compreensão de que a vida não depende do outro, nem a alegria e a felicidade.

O autoconhecimento e o desenvolvimento de nossa segurança e autoestima nos ajudarão a enxergar o ser amado como alguém livre, que hoje pode estar ao meu lado e amanhã não, mas passamos a vivenciar a alegria do momento e não mais o desespero e desejo de controle.

Questão 3

Quem é que gosta de ficar preso num congestionamento? Penso que ninguém. Então, como ressignificar uma coisa que não é bem-vinda para ninguém?

Primeiro, lembre-se de que você não é o único, e faz parte da vida moderna e das grandes cidades o enfrentamento do trânsito todos os dias. O que se pode fazer é aproveitar esse momento para ouvir uma boa música, um *podcast* de qualidade, uma palestra edificante no celular.

Você transforma um tempo que seria inútil em algo útil. Estamos sempre correndo contra o tempo. Então, se eu consigo fazer um curso *on-line* no trânsito, como este que está agora, respondendo ao questionário, ou ouvir uma palestra de espiritualidade, por exemplo, ou ainda escutar um *audiobook*, eu terei não mais ficado preso no trânsito, mas terei aprendido, estudado e me informado no meu carro.

Não é maravilhoso? Todos temos a chance de trabalhar e ressignificar aquilo que achamos ruim. Mudamos o que incomoda para algo positivo.

Questão 4

Vivemos numa sociedade em que as fontes de renda têm sido cada vez mais disputadas e, por isso mesmo, ter um emprego nos dias de hoje pode ser considerado até mesmo uma dádiva. Mas ao mesmo tempo em que as pessoas que têm um trabalho se sentem aliviadas por ter um salário, também se sentem em parte sobrecarregadas pelo preço que pagam. O medo de perder o emprego, a insatisfação com o que fazem ou com a própria empresa ou chefe e colegas de trabalho.

Muito se fala hoje em empreendedorismo e muitos cidadãos se esforçam para motivar o empreendedorismo local, por conta de um desejo de uma sustentabilidade mais adequada e confortável para o mundo em que vivemos.

Então, se você sente medo de perder o seu trabalho, lembre-se de que nunca vivemos uma época em que o empreendedorismo foi tão motivado. Além do fato de termos inúmeros sites e informações à nossa disposição a esse respeito ao alcance das mãos. Quem tem medo de perder o emprego, deve sempre lembrar que haverá outras formas de se ganhar o sustento. Se a zona de conforto é fonte de medo, há de se olhar para novas possibilidades até que o medo se transforme em coragem. E ainda que se goste do que faz, mas se sente ameaçado, também há a chance de se buscar outra ocupação similar. A vida não termina com uma vaga de trabalho fechada, apenas segue para outra.

Questão 5

Quais terão sido as situações que imaginou no seu dia a dia que o levam a sentir a reação de luta e fuga? Seja o que for, lembre-se de que você não está sozinho. Todos temos esse mesmo sistema. O que devemos fazer é ressignificar a forma como olhamos para toda e qualquer situação que ative essa reação. Faça perguntas a você mesmo do tipo: como eu posso transformar essa situação e pensamento em algo positivo? E reflita novas formas de olhar. Essa pequena mudança pode mudar toda a sua vida.

Paciente 2
Helena – Jovem – Síndrome do Pânico

Uma moça de vinte e dois anos, universitária na área de finanças e em estágio num grande banco chega a meu consultório relatando crises de pânico, sem a clareza sobre o que está sofrendo.

— Doutora, não sei bem o que está acontecendo comigo, percebo em mim um excesso de medo, tem momentos em que perco o controle dos meus pensamentos.
— Hum.
— Sinto-me totalmente sem controle. A cabeça não para, parece que preciso me esconder e evitar "o peso dos olhos dos outros".
— Como você vem lidando com todo esse desconforto?
— Passei a me esconder, evitar contato social, mas não resolve, porque quando estou sozinha sinto falta de estar com alguém.
— Entendo.
— É muito esquisito isso! E o pior é que racionalmente eu sei como deveria reagir, mas não consigo!

O medo e a ansiedade em excesso são percebidos pela paciente como realmente incapacitante. O que de fato a impede de agir.

Durante as abordagens, será necessário compreender toda sua construção de vida pessoal e profissional e também a qualidade das suas relações pessoais.

Durante as sessões, serão trabalhados o fortalecimento da autoconfiança, a maior clareza em seu propósito de vida, a indicação de uma avaliação médica psiquiátrica e, se necessário, estratégias medicamentosas para evitar as crises. Psicoterapia e hipnoterapia juntas podem ser ótimas alternativas. Uma vez que a hipnose clínica enquanto ferramenta pode trazer à tona marcas de um passado que ainda agem em seu subconsciente de forma a limitá-la. Mesmo que ela não tenha consciência disso.

Paralelamente, essa paciente será altamente aconselhada a estratégias de ação e atividades que acalmem. Bem como uma aproximação das pessoas que ama.

Quando um paciente passa por uma questão tão específica, é interessante que ela possa aprender sobre o tema, como a leitura de um livro de alguém que passou pelo mesmo processo e se curou, ou ainda um filme, vídeo ou palestra a respeito.

O conhecimento sobre o outro também pode ser um caminho para o conhecimento de si mesmo.

O meu papel é o bom direcionamento, com responsabilidade, profissionalismo e empatia.

"O maior erro que você pode cometer é o de ficar o tempo todo com medo de cometer algum."

(Elbert Hubbard)

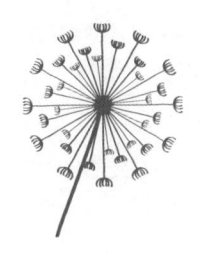

Capítulo 3
EMOÇÕES

Antes de chegarmos ao tema principal deste livro, o medo, vamos compreender um pouquinho melhor o significado das emoções.

Primeiramente, é importante que você compreenda que emoção não tem o mesmo significado que sentimento. Emoção é algo que se sente num determinado momento e que pode ser atemporal. Um exemplo é a emoção que se tem no nascimento de um filho ou morte de um ente querido. Essa emoção é tão forte que se torna atemporal. Sempre que eu me lembrar do nascimento do meu filho ou da morte da pessoa que eu amava, sentirei a mesma emoção, embora com o passar do tempo, com uma intensidade menor, mas é possível que os olhos se encham de lágrimas todas as vezes durante essa recordação. Mesmo décadas depois, pois a emoção não muda.

Ao mesmo tempo que uma emoção pode ser rápida e brevemente esquecida, como a alegria ao saciar a fome ou a tristeza experienciada com uma forte dor de cabeça, pois é a resposta a estímulos que vivenciamos no dia a dia, todos os dias, ela funciona de forma instintiva.

> As emoções primárias são: tristeza, raiva, aversão, medo, alegria, desprezo e surpresa.

Já o sentimento é a interpretação que damos ao que sentimos. Pode ser em relação a alguém, uma coisa ou a uma situação e não é atemporal, pode mudar de acordo com o tempo. Por exemplo: hoje eu posso amar alguém, mas daqui um ano, posso já não amar mais. Se me recordar do momento em que era feliz com essa pessoa, posso me lembrar das emoções de forma positiva, mesmo que não haja mais o amor em si.

> Exemplos de sentimentos: amor e ódio.

As emoções são manifestações corporais, imediatas, um programa ou resposta de adaptação do nosso organismo a estímulos. O sentimento reflete como nos sentimos diante da emoção daquele momento e trabalha com a razão, nós o interpretamos.

Por que é importante que você compreenda a diferença entre emoção e sentimento? Para que você se conheça. Quando sabemos identificar em nós mesmos o que é emoção e o que é sentimento, estamos então dando o primeiro passo para uma jornada do se conhecer, se analisar e se desenvolver a partir daí para muito adiante.

Não é possível um autoconhecimento, se o indivíduo não compreender ao menos essas diferenças, uma vez que emoção e sentimento são inerentes a nós mesmos. Devemos compreender a diferença e cada sensação no dia a dia, o que gera pensamentos, desejos e tudo o mais que gira em torno de nós mesmos: de quem somos, fazemos e nos tornamos posteriormente. Há um ciclo sem fim nesse sentido, mas que pode e deve ser administrado por você.

As emoções são faladas pelo nosso inconsciente. Você pode aprender a ouvi-lo, pois é parte de você mesmo. Uma parte de extrema importância. Quem não se percebe dessa maneira, acaba agindo de forma automática, desgovernada, quando poderia ser o contrário, resultando numa vida consciente, mais plena e feliz.

É muito bom quando chegamos ao ponto de nos tornarmos observadores de nós mesmos. Imagine se você pudesse sair de seu corpo, por alguns instantes, num momento em que estivesse sofrendo muito. Se imagine em algum instante, em alguma experiência que teve no passado e já superou nos dias atuais, um momento em que ficou muito triste e chorou, por exemplo. Como teria sido se você pudesse ter sentado à frente de você mesmo, com equilíbrio e sensatez, e tivesse se analisado?

Isso é possível!

Não saímos de nosso corpo, mas como possuímos duas mentes (consciente e inconsciente), uma pode se tornar observadora da outra. E assim, nos observamos, analisamos e nos tornamos aptos a trazer melhores opções e respostas para os momentos difíceis. E com essa prática, a vida vai ficando cada vez mais leve. Problemas vão e vêm, muitas vezes só mudam de roupa, mas a nossa percepção pode alterar e abrir espaço para atitudes que permitem ações mais eficientes e congruentes com o nosso propósito de vida.

Vamos fazer um exercício sobre isso na sua vida?

Sugiro que, em todos os exercícios que faça, que você esteja sozinho, em silêncio e num momento que não será interrompido.

Pegue uma caneta, respire fundo e se sente confortavelmente em um lugar de que você gosta. Pode ser o sofá da sua casa, uma cadeira ou até mesmo a sua cama.

Se quiser entrar ainda mais no clima, faça uma xícara de chá ou um suco de que gosta e se permita essa viagem para dentro de si mesmo.

Esse é o caminho do autoconhecimento.

Questionário 3:
ENTREVISTA DAS EMOÇÕES

1- Qual emoção você sente agora, sentado e focado nesta entrevista? Você se sente bem ou mal? Qual a sensação? Responda com suas palavras. Lembre-se de que a pergunta é sobre emoção e não sentimento.

_____

_____

_____

2- Você percebe uma lembrança em suas memórias ao fazer este exercício? Muitas vezes um momento nos leva a recordar de outro, pois a cada momento alcançamos um estado de espírito ou vibratório, como preferir nominar. E a sensação de um momento, boa ou ruim, pode nos levar a outra. É importante observarmos essas conexões de memórias.

_____

_____

_____

3- Algum sentimento vem a sua mente ao fazer este exercício? Qual?

_____
_____
_____
_____

4- Alguma pessoa ou situação aparece em sua mente neste momento?

_____
_____
_____
_____

5- Você acredita que pode se ver de duas maneiras? Você pode observar você mesmo pensando em outras coisas, enquanto tenta focar nessas perguntas? (Os outros pensamentos, que são centenas ao mesmo tempo, é o seu consciente agindo. Enquanto foca nas perguntas e ignora os outros pensamentos, você está dando espaço para o seu inconsciente ser ouvido).

_____
_____

_____

_____

6- Que tipo de emoção você espera sentir fazendo este curso?

_____

_____

_____

7- Que sentimento você espera ter ao final deste curso e no final da leitura deste livro?

_____

_____

_____

8- Escreva tudo de bom que surgiu em sua mente, enquanto estava respondendo a essas perguntas. Foque nelas ao longo deste dia, mesmo que esteja fazendo outras atividades. O foco no que queremos é um exercício de fixação em nosso inconsciente. Quando exercitamos mentalmente o que queremos, colaboramos para que esses desejos se fixem em nós mesmos.

_____

_____

_____

_____

9- Escolha um momento de seu passado em que perdeu o controle, por exemplo, quando se sentiu traído a primeira vez (ou pense em outro exemplo). Imagine-se agora de forma diferente, de como tudo realmente aconteceu. Imagine que pudesse se observar sentado à frente de si mesmo. Que conselhos daria a si naquele momento? Pediria para que você respirasse devagar e acalmasse os seus pensamentos? Penso que sim, pois agora você já superou aquele problema e frustração. Mas este exercício é importante, pois os problemas nunca cessam, sempre chegam. E temos que ressignificar a palavra ou situação de problema para algo de efeito transformador. Este exercício pode e deve ser feito sempre.

_____

_____

_____

CHEGA DE FUGIR DO MEDO!

Os problemas ou situações difíceis na vida chegam para nos tornar mais fortes. E isso sempre acontece. Por isso, na próxima vez em que se sentir mal, triste ou com raiva, lembre-se deste exercício. É possível nos observarmos, mesmo quando nos sentimos fora de controle, tristes, depressivos, sem ânimo, frustrados ou muito irritados. Respire! Foque os pensamentos de forma a analisar-se. E melhores pensamentos virão. Com isso, as soluções aparecem.

Mesmo que seja apenas uma nova percepção. Isso já poderá ser tudo.

Paciente 3
Joana - Adolescente – Estudante - Anorexia

Joana é uma menina linda, inquieta com as mãos, mas que aparenta sua forte magreza.

Ela entra no consultório e fica roendo as unhas.
— O que traz você aqui, Joana?
— Ah, você sabe, Doutora.
— O quê?
— Não fui eu que marquei a consulta, foi minha mãe.
— E você acha bom que ela tenha feito isso por você?
Joana suspira e para de mexer com as mãos. Apenas olha para elas.
— É. Acho que sim. Eu não faria isso sozinha e não sei se precisa! Ela não me entende.

Os sintomas da anorexia podem ser identificados pela preocupação excessiva com a alimentação, os pensamentos sempre voltados à comida, ao corpo e ao peso; ansiedade e irritabilidade em torno das refeições, medo de ganhar peso; dificuldade em manter um peso normal; ou ainda, quadros psicológicos associados como depressão, por exemplo.

Por se tratar de uma pessoa muito jovem, a abordagem também deve ser direcionada levando em consideração a sua experiência de vida. Os problemas podem estar enraizados na infância, em suas inter-relações e as perguntas durante a abordagem direcionarão a história da paciente. Vamos buscar as causas raízes desse problema para melhorar sua qualidade de vida.

Perguntas como: 'Qual a relação que você tem com a sua mãe?', 'Como você se relaciona com seu pai'?, 'O que você acha do seu corpo'? e 'Como foi a sua infância'? O que mais diz a si mesma?' são perguntas iniciais para buscar a sua trajetória de vida e possíveis traumas que a trouxeram ao momento e dificuldade atual.

Como já mencionado, cada caso é único e tratado com exclusividade e muita atenção.

O processo de neuroressignificação buscará ajudar a criar novos comportamentos, uma reorganização da rotina pessoal e familiar. Talvez façam parte desse tratamento algumas sessões de hipnose clínica para reorganizar e aliviar emoções antigas.

Ela possivelmente será aconselhada à prática da meditação, prática de exercícios físicos, acompanhada de alimentação adequada.

Como boa adolescente, a paciente sempre pode colaborar para si mesma com a leitura de livros, cursos de autoajuda e desenvolvimento pessoal, principalmente por meio da internet e das inúmeras opções que existem on-line, inclusive os meus cursos.

O processo com adolescentes é sempre um desafio, pois são mentes ávidas e muito estimuladas num mundo repleto de estímulos como o que vivemos atualmente.

O ritmo de cada um é sempre levado em conta, com respeito e cuidado.

"Mas eu desconfio que a única pessoa livre, realmente livre, é a que não tem medo do ridículo."
(Luis Fernando Veríssimo)

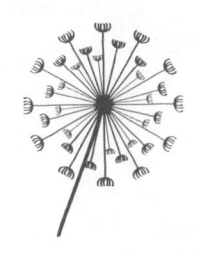

Capítulo 4
EMOÇÕES X RAZÃO

> Qual a "razão" de um livro e um curso sobre emoções?

Perceba que na frase acima veio a palavra razão.

Se vamos falar sobre emoções, por que então a palavra "razão"? Elas não são o contrário uma da outra? Sim e não. Apesar de serem o contrário uma da outra, complementam-se o tempo todo. O que devemos trabalhar é o equilíbrio entre essas duas partes de nós mesmos.

Somos razão e emoção, consciente e inconsciente ou, em outras palavras, mente e coração, interagindo o tempo todo. Somos dois em um, inevitavelmente.

O ser humano é composto por duas partes distintas e que interagem constantemente. Todas as formas a seguir se referem à mesma coisa.

CHEGA DE FUGIR DO MEDO!

Razão	Emoção
Consciente	Inconsciente
Mente	Coração
Cérebro	Corpo
Lado esquerdo do cérebro (quem usa mais o lado esquerdo do cérebro tende a se conectar mais com seu lado consciente)	Lado direito do cérebro (quem usa mais o lado direito do cérebro tende a se conectar mais com seu lado inconsciente)
O que é e como funciona?	
É a parte pensante, mais racional que vê o lado lógico das coisas. Armazena a memória do dia a dia, de tudo que nos lembramos conscientemente como, por exemplo, o que eu almocei ontem ou o que estou aprendendo lendo um determinado livro. O consciente é dotado de histórias e construções sobre as coisas e pessoas. E também de como nos vemos e permitimos falar de nós mesmos. Aqui ancora todo nosso aprendizado sobre o que é ou não socialmente aceito. Bonito, feio, certo e errado.	É a parte que sente, percebe, se emociona, vê o lado sentimental, emocional, criativo. Sua fonte mais forte de alimentação vem da percepção dos estímulos pelos cinco sentidos (tato, paladar, olfato, visão, audição). Aqui ficam armazenadas as memórias e sensações construídas ao longo da infância e adolescência ou do tempo em que ainda éramos um feto, por exemplo. Também fica a chamada memória coletiva passada de geração em geração. Marcas boas e ruins ficam registradas em nosso inconsciente, inclusive traumas e sonhos também. Ele é atemporal.

> *Corpo e mente sempre trabalham juntos.*

Porém, quando tudo vai bem, nem sempre nos damos conta desse contexto.

Mas quando o "trem" descarrilha, vem a dor e com ela a percepção de algo falta em mim.

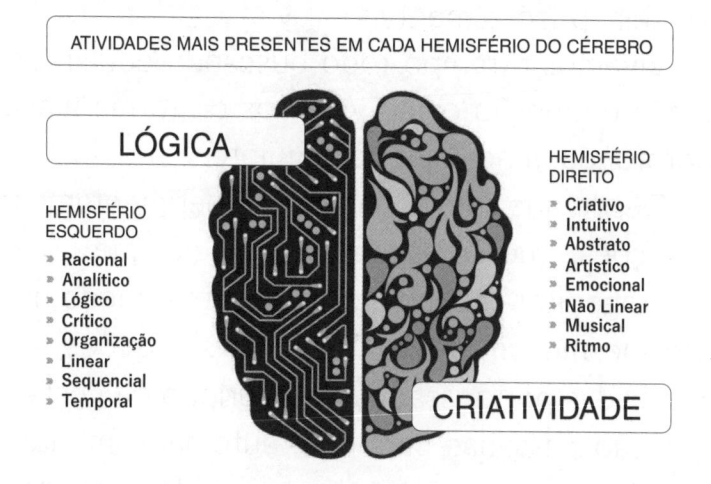

ATIVIDADES MAIS PRESENTES EM CADA HEMISFÉRIO DO CÉREBRO

LÓGICA

HEMISFÉRIO ESQUERDO
- Racional
- Analítico
- Lógico
- Crítico
- Organização
- Linear
- Sequencial
- Temporal

HEMISFÉRIO DIREITO
- Criativo
- Intuitivo
- Abstrato
- Artístico
- Emocional
- Não Linear
- Musical
- Ritmo

CRIATIVIDADE

Você é capaz de ouvir?

Sim, você era e ainda é capaz de se ouvir.

Porém, a nossa educação tradicionalista, lógica e cartesiana, nos ensina mais a conhecer o mundo Externo, aquele em que vivemos e pouco ou quase nada do nosso mundo Interno, aquele que "somos de verdade". É natural que a maior parte de nós traga certo embotamento, também uma dificuldade em ouvir a voz de nossa essência criativa e livre, que sussurrava em nós principalmente na infância. Na vida adulta, somos, em maioria, tomados por uma polifonia de vozes dotadas de dúvidas, do medo de errar, a culpa, o julgamento, ou seja: prisões mentais.

Vivemos o tempo todo buscando equilibrar razão e emoção como veremos de forma mais aprofundada no capítulo seguinte.

Desde que somos gerados, experimentamos emoções, que começam a partir do que nossa progenitora sente: alegria, tristeza, medo ou até mesmo um susto. Todas as sensações vivenciadas por nossa mãe no período da gestação são passadas para nós, automaticamente. E o nascer é um momento de novidade, medo, nossa primeira saída da famosa "zona de conforto", por isso mesmo: choramos.

Quando sentimos fome, vem o desconforto, a tristeza. E então: choramos.

Ficamos alegres no conforto do alimento e no colo de nossa mãe. Assim, provavelmente sorrimos, ficamos aninhados em silêncio em seu calor e aconchego.

Vivemos muito tempo somente sob emoções, instinto, as chamadas emoções primárias.

Mas o que são as emoções primárias?
Aquelas inerentes ao comportamento instintivo, físico, que não precisa de um raciocínio ou pensamento. Sentimos e pronto.

> São elas: alegria, tristeza, raiva, medo, surpresa e nojo (ou aversão).

Essas emoções não estão necessariamente conectadas com o pensamento. Eu posso me sentir alegre, triste, com raiva, medo, surpresa ou nojo ainda que eu seja um bebê. Quer ver?

- Fome: tristeza, raiva e medo.
- Amamentação: alegria.
- Mamadeira com sal: nojo.
- Mãe cantando e sorrindo ou levando um susto: surpresa.

Essas emoções não necessitam de raciocínio para serem sentidas, elas existem como uma ação e reação instantânea. Como um animal, irracional. Percebe? Não é necessário um raciocínio para se sentir alegre ou triste ou ainda para se levar um susto.

Mas é necessário um pensamento para se definir uma pessoa que ama a outra ou odeia, pois se trata de um conjunto maior de fatores, que provém de pensamentos, valores, princípios e regras sociais, como por exemplo: esta pessoa que eu amo me respeita? Eu a admiro?

O "amar" alguém vai além de me sentir alegre com ela em um momento, mas de uma série de condições, que exigem o pensar. Aqui há uma relação de conexão entre o consciente (pensar) e o inconsciente (sentir). Comece a analisar tudo o que está lendo, sentindo e pensando, enquanto lê este livro ou faça este curso com dois pontos de vista e perceberá que tudo na vida tem dois lados. Não é preciso escolher um. É necessário estabelecer um equilíbrio entre os dois.

Conforme crescemos e damos início ao ato de pensar, passamos a sentir as emoções secundárias, que são aquelas associadas ao pensamento.

> As emoções secundárias são:
> culpa, ciúme, vergonha, orgulho e vaidade.

Percebe que um bebê jamais vai sentir culpa, ciúme, vergonha, orgulho ou vaidade? As emoções secundárias dependem da forma como analisamos algo internamente, e também de todo um processo de aprendizagem que adquirimos nas relações com as outras pessoas.

Eu posso sentir uma alegria imensa por ganhar uma competição, mas me sentir culpado se trapaceei durante a prova competida. Posso amar alguém e sentir muita alegria, mas se sou inseguro, venho a sentir ciúmes e isso também pode provocar raiva ou tristeza.

As emoções secundárias estão conectadas com nossos pensamentos, com a forma que pensamos e com as percepções da própria vida, como regras e crenças sociais. Por exemplo: se eu sou uma pessoa muito religiosa, provavelmente terei mais sentimento de culpa e vergonha do que uma pessoa que não é, devido às regras embutidas pela religião. E assim por diante: nossa comunidade, cultura, família, bairro, trabalho, toda unidade possui regras de comportamento que, mesmo sendo na maioria das vezes, leis silenciosas, uma vez impostas e aceitas, absorvidas, por nosso consciente, passam a criar emoções baseadas nas regras em que acreditamos.

Por isso, a importância de nossas escolhas e valores.

Lembre-se de que este livro fala especificamente sobre o medo, por ser esta emoção uma das mais evidenciadas em meu consultório e trabalho em geral. Trabalho com pessoas, de todas as idades, raças, crenças, gênero e problemas. Venho compreendendo ao longo dos anos que o medo ou ansiedade, de alguma forma, tem sido companheiro de muitos dos meus pacientes, da maioria. E como esse problema leva a outros problemas mais sérios, que chegam a resultar em distúrbios psicológicos e até mesmo doenças físicas, decidi que meu trabalho como escritora e mentora de cursos *on-line* se iniciaria por aqui.

Minha intenção é ajudar o maior número possível de pessoas, o que não vinha conseguindo fazer em meu consultório e que me gerava insatisfação. Por isso, me coloquei à frente de mim mesma e passei a analisar essa falta. Com isso, as ideias e soluções surgiram. Por que não fazer um curso que abrangerá as pessoas que não estou conseguindo atender? Perceba que estou ensinando a você o que eu já aplico em minha vida. Com isso, temos características e comportamentos em comum, tanto em relação às emoções como na atitude que espero que você passe a utilizar no seu dia a dia para melhorar a sua qualidade de vida.

Embora este livro tenha como foco a emoção medo, as demais emoções primárias serão a sequência deste livro e curso, convido você para perceber a quantidade de emoções já catalogadas cientificamente.

Todas as 27 emoções identificadas em nós, seres humanos:
Admiração, adoração, alívio, anseio, ansiedade, apreciação estética, arrebatamento, calma, confusão, desejo sexual, dor empática, espanto, estranhamento, excitação, horror, inveja, interesse, júbilo, medo, nojo, nostalgia, raiva, romance, satisfação, surpresa, tédio e tristeza.

CHEGA DE FUGIR DO MEDO!

Vivemos ciclos constantemente!

Se pudermos observar as áreas envolvidas, interagindo em nós aos poucos, poderemos ter novas possibilidades de resposta que nos agradem mais.

Observe a figura abaixo:

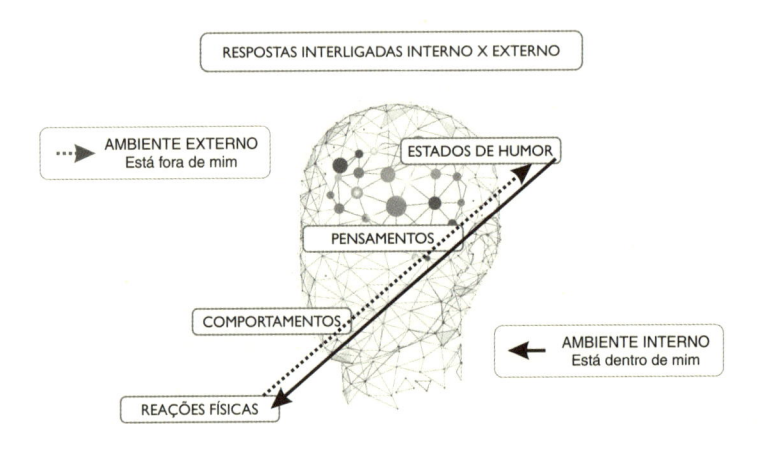

RESPOSTAS INTERLIGADAS INTERNO X EXTERNO

AMBIENTE EXTERNO
Está fora de mim

ESTADOS DE HUMOR

PENSAMENTOS

COMPORTAMENTOS

AMBIENTE INTERNO
Está dentro de mim

REAÇÕES FÍSICAS

Tudo está interconectado! Cada aspecto diferente da vida influencia todos os demais, dentro e fora de nós.

- Mudanças ambientais/situações de vida: morte de um ente querido; promoção no emprego; separação do casal,
- Reações físicas: taquicardia; suor frio nas mãos e nos pés; agitação; tontura; dificuldade para respirar,

- Humor: nervosismo; medo; pânico.
- Pensamentos: estou tendo um ataque cardíaco; e se algo correr mal e eu não estiver preparado? Vou morrer estou ficando velho!

Por isso é tão importante aprender a lidar com as emoções e estados de humor, pois influenciam diretamente em como me coloco e me apresento para o mundo. Uma vez tendo a oportunidade de me observar e entender como funciono, ganho a oportunidade de melhorar e ser mais assertivo.

Portanto, toda ação gera uma reação. Repetimos esse ciclo constantemente, todos os dias da nossa vida.

Percebeu o quanto é importante você compreender o que é emoção e o que é sentimento? Tudo está conectado. Quando você toma conhecimento desses pequenos detalhes de si mesmo, passa a guiar sua vida e a qualidade dela para algo muito além e melhor.

Questionário 4:
ENTREVISTA DA EMOÇÃO X RAZÃO

1- Você acredita ser uma pessoa mais emocional ou mais racional? Para responder a essa pergunta, lembre-se de alguma situação importante quando precisou fazer uma escolha. Se para chegar a uma decisão, você preferiu seguir seu coração (seus sentimentos) ou sua razão (seus pensamentos).

_____

_____

_____

_____

_____

2- Quando você tem um problema de relacionamento, seja ele com seu/sua parceiro(a), filho(a), irmão(ã), amigo(a) ou colega de trabalho, você tende a considerar mais o que pensa ou o que sente?

_____

_____

_____

_____

3- Considere a seguinte situação. Um amigo bate em seu carro e chora, pede perdão e quer falar sobre o assunto, sem ir direto ao ponto, de como pagará o conserto do seu carro. O que você faz? Consegue conversar amigavelmente, considerando os sentimentos do seu amigo ou tenta ir direto ao ponto financeiro? Você acha que seria possível conciliar as duas coisas?

_____

_____

_____

_____

4- Preencha a tabela a seguir com as emoções que sente em cada situação, com total transparência consigo mesmo.

Traição de um amigo.	
Traição de um(a) parceiro(a).	

CHEGA DE FUGIR DO MEDO!

Trapaça de um colega de trabalho.	
Greve dos transportes públicos que afeta toda a cidade.	
Pandemia.	

Agora, reescreva a mesma tabela com suas emoções, considerando que cada experiência acima o transformará numa pessoa mais forte e mais sábia após cada experiência. Considere, por exemplo, que, com a traição do amigo, saberá reconhecer melhor as verdadeiras amizades, permitirá um "filtro" mais claro e apropriado em relação à maneira que enxerga as pessoas a sua volta. Cada experiência trará uma transformação positiva no futuro.

Como você preenche a mesma tabela levando essa informação em consideração?

Traição de um amigo.	
Traição de um(a) parceiro(a).	
Trapaça de um colega de trabalho.	
Greve dos transportes públicos que afeta toda a cidade.	
Pandemia.	

Você percebe que a análise de si mesmo e o observar de suas emoções, combinados a bons pensamentos, geram uma reação muito melhor?

Essa é a ideia deste livro e de todos os demais que seguirão esta coletânea, que você possa administrar suas emoções, seus pensamentos e todas as reações que têm diante da vida.

Quando observamos cada emoção e cada pensamento, parece algo muito simples e simplificado,

CHEGA DE FUGIR DO MEDO!

porém, quando tornamos essa análise um hábito, toda a nossa vida muda, pois todos os nossos momentos consistem em emoções, pensamentos e reações. E aprender sobre si mesmo pode, ao longo do tempo, pode ser inclusive uma vantagem competitiva na vida pessoal e profissional. Lembra-se da figura anterior que mostrava que tudo está conectado em nós?

Vamos exercitar esse novo olhar:

5- Faça mais uma tabela. Agora, imagine a sua primeira reação a um problema e o possível ressignificado que pode dar a ele, que vai melhorar a sua emoção, seu pensamento e, consequentemente, a sua reação.

Problema	Possível emoção ou humor	Ressignificação
Alguém rouba seu carro.	Raiva.	Lembre-se do quão afortunado é, pois tem seguro do automóvel e considera a experiência como algo para fortalecer e amadurecer.
Sua mãe fica doente.		

Seu vizinho é atropelado por um desconhecido.		
Seu filho rouba uma coisa pequena de um colega da escola.		

É importante que você aprenda a dar um novo significado a todas as coisas da sua vida. Isso promoverá mais otimismo e abrirá espaço para a ação, ajudará a transformar sua realidade em algo que combinará mais com você.

Claro que o excesso de otimismo também é um erro.

É importante compreender aquilo que podemos mudar e o que não podemos mudar.

- Quando podemos trabalhar sobre algo a melhorar, façamos isso, ação. Isso é ser realista.

- Quando não podemos mudar, aceitamos e ressignificamos. Isso é ser assertivo.

- Quando não podemos mudar, nos frustramos, reclamamos e esperamos. Isso é ser pessimista.

Existe quase sempre uma linha tênue entre uma coisa e outra.

A leitura deste livro e o cumprimento dos exercícios ajudarão cada vez mais a enxergar a linha que divide esses três comportamentos.

Se considerar necessário, refaça o curso e releia este livro quantas vezes desejar. Esse trabalho é um mergulho em si mesmo.

Retrabalhe-se quantas vezes desejar ser mais feliz. Não há motivo para não o fazer, mas ao contrário: para fazer e refazer.

Com amor e alegria, pois o retrabalho consigo encaminhará a uma qualidade de vida plena, elevada e feliz.

Paciente 4
José – Autônomo – Ansiedade e compulsão alimentar

José chega em meu consultório com um pacote de salgadinhos na mão.
Ele entra mastigando e me oferece o pacote.

— Aceita, Doutora?
— Não, José, obrigada.
Ele se senta, enche a boca e fala mastigando.
— Desculpe, Doutora, mas eu estou nervoso de vir aqui.
— Sinta-se à vontade, José.
Ele continua mastigando e põe o saco de salgadinho do seu lado.
— Eu como o tempo todo, Doutora.
Ele suspira e abaixa a cabeça, envergonhado.
— Não sinta vergonha, José! Aqui é um lugar seguro!

José é um homem obeso, jovem ainda, de 35 anos, que sofre com a compulsão alimentar.
Ele vem até mim pelo incômodo com a aparência física, mas essa compulsão tem sofrimentos maiores do que o corpo reflete por fora.

Alguém que sofre esse tipo de compulsão tem, antes de tudo, muita ansiedade, algo que não consegue controlar dentro de si e que se manifesta em algum tipo de compulsão, seja alimentar, sexual, alcoólica ou ainda de vício por jogo ou outro.

Essa compulsão em específico, por ser percebida pelo comer em excesso e sem a própria percepção de quem está se alimentando, é algo que se torna automático; o se alimentar mesmo sem fome; a dificuldade em parar de comer; sensação de culpa após o ato de ingerir qualquer alimento; a ingestão de alimentos estranhos como arroz cru ou um pote inteiro de manteiga ou qualquer outra combinação esquisita; comer rapidamente; comer escondido; dentre outros.

Junto a esses sintomas a ansiedade, a tristeza e o medo. Medo de viver, medo do futuro e de si mesmo.

A abordagem com esse paciente certamente nos levará a sua infância e membros da família. Precisamos compreender como foi a vida de José. Que traumas ele carrega? Que momento da sua vida engatilhou esse comportamento compulsivo?

Muitas vezes uma negligência na infância, um susto, uma chamada de atenção imprópria.

Como seres humanos complexos, somos ativados de forma positiva ou negativa em momentos delicados da vida, mesmo que não possamos conscientemente nos lembrar deles.

Por isso, a hipnose serve como uma ferramenta que pesquisa os traumas dos pacientes, pois nos leva ao momento exato de onde o padrão psicológico foi acionado.

Muitas perguntas serão feitas e elaboradas de acordo com as respostas e reações desse paciente, sempre com cuidado e respeito, no seu ritmo.

Paralelamente, José será aconselhado a praticar meditação e exercícios físicos. Reflexões sobre si mesmo, o ato de escrever num caderno o que incomoda, porque o quanto incomoda e onde esses incômodos levam os seus pensamentos também é um exercício sugerido.

O caso de José não é resolvido do dia para a noite, trata-se de um processo, um acompanhamento.

Um trabalho médico, com nutricionista e *personal trainer* pode ser indicado, dependendo da disponibilidade e vontade do paciente em resolver o problema. Mesmo que ele não aceite essas sugestões inicialmente, pode ser algo a ser trabalhado com o tempo.

"Não é que eu tenha medo de morrer. É que eu não quero estar lá na hora que isso acontecer."

(Woody Allen)

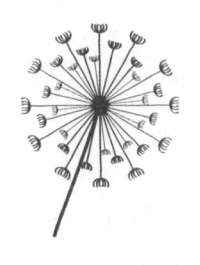

Capítulo 5
AS EMOÇÕES E NOSSAS DOENÇAS FÍSICAS E PSÍQUICAS

As nossas emoções negativas, quando não tratadas, podem se tornar problemas psíquicos, distúrbios ou doenças físicas, o que também pode ser chamado de doenças psicossomáticas.

Você se lembra de que o inconsciente nos fala por meio do corpo e de nossas emoções?

Se eu decido reprimir ou evitar uma emoção, como angústia ou ansiedade, em vez de observar e analisar essa emoção, a repressão fará com que haja alguma explosão em algum momento. Como somos educados, desde sempre, a nos comportarmos bem e reprimirmos nossos pontos fracos e fingir que está tudo bem, até mesmo essa explosão acontecerá de forma relativamente discreta. Ou seja, de maneira que não é vista por todos, como uma pessoa que sai gritando por aí, xingando ou batendo em alguém (embora isso também possa acontecer).

Mas essa explosão pode vir de várias formas em nosso corpo. Cada emoção afeta uma determinada área de nosso físico.

Se eu tenho uma ansiedade e eu nunca a trato, a mesma pode se transformar em uma fobia ou uma gastrite nervosa.

Veja a seguir uma tabela baseada em estudos científicos sobre as emoções primárias e as partes do corpo que podem afetar. Aqui gostaria que pudesse ler apenas com um tom de hipótese, vários estudos vêm convergindo para esse contexto, mas não se trata de uma verdade absoluta que é igual para todos.

Emoção negativa	Como pode se manifestar
Tristeza	Afeta especialmente os pulmões. A tristeza pode alcançar todo o corpo e provoca aflição, falta de ânimo, cansaço e depressão.
Medo	O medo ataca o funcionamento normal dos rins, pode afetar o estômago e se relaciona também com a deficiência renal. Essas alterações ocorrem devido à propensão de sofrer medos irracionais. O medo não trabalhado pode se transportar para pulmões e para o coração.

Raiva	Gera dores de cabeça, pescoço, dores nas costas, vertigem e, principalmente, problemas na vesícula.
Nojo	Queda nos batimentos cardíacos.

O que muda a minha vida eu saber dessas informações?

Veja.

Se você vem sentindo dores no estômago, por exemplo, pode se auto-observar e analisar se está sentindo dificuldade de digerir alguma situação. Talvez algo que não consiga nem pôr para dentro e digerir de uma vez, ou ainda não consiga pôr para fora e resolver de forma definitiva. Algo que envolva medo, raiva ou tristeza de uma maneira constante, porém que vem tentando ignorar.

Quando ouvimos nosso corpo (inconsciente) e as mensagens que ele tenta nos passar tentando falar com nosso consciente, podemos evitar formas mais drásticas dessa comunicação se concretizar.

O Inconsciente não parará enquanto não for ouvido.
Isso é algo muito sério!

Sabe aquele probleminha que você jogou para debaixo do tapete, como uma briguinha qualquer que teve com alguém, que nem considera tão importante assim e por isso achou que superaria, deixando para lá?

Reveja.

Muitas vezes, o que vai para debaixo do tapete são os sapos que acabamos por engolir e armazenar em nós mesmos. Não vale a pena!

É preciso trabalhar essas emoções, analisá-las, para encontrar uma forma de ressignificar os acontecimentos e, posteriormente, os nossos pensamentos em relação aos acontecidos.

Assim, nossas reações se tornam melhores e a qualidade de vida aumenta.

E acredite! Esse simples exercício, assumido como hábito em nosso dia a dia, pode nos livrar de uma série de doenças, por toda uma vida.

Já reparou como tem gente que, apesar de se alimentar bem, se exercitar e dormir muito bem, às vezes fica mais doente, até mais frequente do que uma pessoa que não pode se cuidar tanto?

Isso ocorre, porque o psíquico humano tem um poder muito grande sobre o que acontece com seu corpo.

Se estamos bem resolvidos, sem pendências internas, dificilmente adoeceremos. E vice-versa.

Você pode ter a melhor alimentação do mundo, o melhor e mais caro dos *personal trainers*, médicos, planos de saúde, a melhor cama e o melhor sono. Mas se você sente raiva, tristeza, culpa, vergonha, ou acumula qualquer tipo de emoção negativa como mágoa e ressentimento, adoecerá mesmo assim. Cedo ou tarde.

Cada vez mais a ciência comprova que a emoção percorre o corpo físico e nossas doenças podem sim ter origem emocional, bem como uma pequena dor de cabeça, a falta de apetite, um desconforto muscular e por aí vai.

Quando aprendemos a escutar a linguagem corporal, também entendemos a lição de que cada sinal é uma possibilidade de prevenção e cura, antes mesmo que qualquer doença aconteça.

Quer ser uma pessoa saudável e feliz?

Escute seu corpo em primeiro lugar.

Isso significa que estará ouvindo as próprias emoções.

Faça isso antes que seu corpo o faça. E ele não o faz de maneira agradável.

Vamos ao nosso exercício das emoções negativas e suas possíveis reações?

Questionário 5:
ENTREVISTA DAS EMOÇÕES NEGATIVAS

1- Você sente seu corpo falar com você? Por exemplo, quando você sente raiva por uma coisa qualquer, é capaz de perceber alguma parte do seu corpo reagindo?

_____
_____
_____
_____

2- Quando você sente tristeza, que parte do seu corpo ou dos seus hábitos pode perceber que passam a se comportar de forma diferenciada?

_____
_____
_____
_____

3- Preencha a tabela a seguir com possíveis reações do seu dia a dia.

Situação	Partes que sente do seu corpo
Situação de estresse no trabalho.	
Discussão com a pessoa que ama (parceiro ou parceira).	
Desentendimento com o(a) filho(a), com o pai ou a mãe.	
Incertezas sobre o futuro devido à pandemia.	
Medo de envelhecer.	
Insônia.	

4- Agora, preencha a mesma tabela, considerando que você foi capaz de se observar e ressignificar os seus pensamentos, antes de ter qualquer reação.

Situação	Ressignificação	Partes que sente do seu corpo
Situação de estresse no trabalho.	Decide abrir um negócio próprio ou mudar de emprego, o mais breve possível.	
Discussão com a pessoa que ama (parceiro ou parceira).	Pede para conversar e decide compreender ao máximo o outro lado.	

CHEGA DE FUGIR DO MEDO!

Desentendimento com o(a) filho(a), com o pai ou a mãe.	Pede para conversar e decide compreender ao máximo o outro lado.	
Incertezas sobre o futuro devido à pandemia.	Faz uma oração e concentra os pensamentos em fé e perseverança, lembrando que já passou por outros momentos bem difíceis em sua vida.	
Medo de envelhecer.	Pensa em como seus pais ou avós tiveram uma velhice feliz e plena.	
Insônia.	Conclui que é apenas uma noite, não é sempre assim e, devido à pandemia, é normal que se tenha insônia de vez em quando.	

É importante que você perceba o quanto seus pensamentos podem mudar suas emoções e suas consequentes reações. Um bom pensamento pode mudar uma vida inteira. Isso muda sua qualidade de vida, e a ação das pessoas que estão a sua volta. Você sai de um nível x de qualidade para algo que pode ser equivalente a 10x. Ou seja, você melhora a sua qualidade de vida quanto mais você melhora o controle de suas emoções e de seus pensamentos.

Eu espero que, com a leitura deste livro e com o acompanhamento deste curso, você possa analisar a si mesmo cada vez mais e se tornar dono de seu destino. Daquilo que você sente, pense e reage.

Ser feliz, tirando o lugar do medo, da tristeza e das emoções ruins, abre espaço para que as boas emoções façam sua morada.

Paciente 5
Maria – Dona de casa - Depressão

Maria entra no consultório de cabeça baixa. Senta, olha no relógio e suspira.

— *Bom dia, Maria, tudo bem?*
Ela se remexe na cadeira.
— *Tudo, e a senhora?*
Ela olha no relógio mais uma vez, parecendo agitada ou preocupada.
— *Eu acho que deixei o forno ligado, Doutora.*
— *Não tem alguém que pode checar isso para você?*
— *Até tem, mandei uma mensagem para minha filha e ela disse que não estava ligado não.*
— *E a senhora não confia na resposta dela?*
Ela abaixa a cabeça.
— *Confiar até confio, Doutora, mas eu estou sempre preocupada com tudo.*
— *Me fale mais sobre essas preocupações, Maria, por favor.*
Ela suspira e continua.
— *Eu estou sempre com problemas na minha cabeça, sempre pensando no que pode estar errado ou dar errado.*

— Sei. E como você se sente com isso, Maria?
— Bom, eu vim aqui porque estou com depressão, Doutora...

O caso de Maria é típico entre pessoas que vivem a vida em função do mundo familiar. Muitas vezes aqueles e, principalmente, aquelas que abriram mão de uma profissão ou uma vida individual acabam por fazer muito pelos outros e pouco por si mesmas, gerando insatisfação e vazio existencial.

É natural até certo ponto uma sensação de falta de vitalidade, se o indivíduo já não tem mais as próprias necessidades atendidas e levadas em consideração. O trabalho de uma dona de casa e mãe da família acaba girando sempre em torno da satisfação dos outros e comumente é uma pessoa não vista pelos demais. Em outras palavras, há situações em que uma mulher é vista apenas como empregada, tanto pelos filhos quanto pelo companheiro. E pior: por ela mesma.

Cada caso é tratado com individualidade. Temos que abordar sua história e momento presente para compreender seu estado atual, como funciona sua vida, suas relações, sua obstinação com os outros e com ela mesma. Essa pessoa tem sonhos e vontade ou vive tão somente para os demais? Como é a história de vida de Maria? Sua mãe também foi uma dona de casa que viveu em função dos filhos e do marido?

Com muito respeito e no tempo de Maria, buscarei a sua história e seus momentos atuais, seus hábitos, suas crenças, pensamentos e desejos ainda não realizados.

A hipnose pode ser utilizada como ferramenta para ajudá-la a entender quais marcas ou feridas a impedem de abrir espaço para novas possibilidades.

A depressão, enquanto quadro psicológico, traz dor e muita impotência e, ainda, machuca, pois costuma apontar para desconexão em suas relações pessoais.

Será sugerido um ajuste em sua rotina podendo incluir exercícios físicos, novas atividades e aprendizados, bem como uma alimentação mais saudável e nutritiva; se necessário, o apoio medicamentoso.

A depressão é multifatorial e deve ser observada em toda sua complexidade; psicoterapia e hipnoterapia podem ser uma ótima alternativa para fortalecimento e bem-estar.

"Temer o amor é temer a vida, e os que temem a vida já estão meio mortos."
(Bertrand Russell)

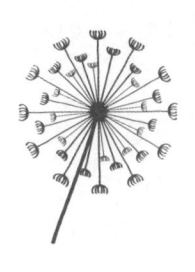

Capítulo 6
CONSCIÊNCIA CORPORAL

O que a Biologia tem a ver com a forma que eu penso, raciocino ou que sinto minhas emoções? Tudo. A Psicologia e a Biologia andam de mãos dadas.

Para começar, lembre-se de que as emoções se manifestam em nosso corpo e para isso uma reação física acontece.

Você já ouvir falar do termo consciência corporal?

Essa consciência trata inicialmente de alguém que percebe o próprio corpo, como a compreensão de se estar em pé ou sentado, sentindo se bem ou mal apenas. Porém, mais profundamente, a consciência corporal trata do indivíduo que tem elevado entendimento de seu corpo. Ele sabe que reações seu corpo sofre quando come determinados alimentos ou remédios, sabe como ele se manifestará após uma noite mal dormida ou de uma carga emocional forte, como a perda de alguém.

Essa consciência corporal também pode atuar de forma negativa e inconsciente no corpo, quando, por exemplo, uma pessoa sofre de anorexia, porque sua consciência atua informando o corpo que está sempre com saciedade. Essa pode ser uma boa forma de compreender os diferentes níveis de consciência corporal: quando alguém que sofre compulsão alimentar e nunca deixa de sentir fome, alguém que não come quase nada devido à anorexia ou ainda alguém saudável e que age de forma equilibrada analisando tudo o que come com naturalidade, pois sabe que sensações aqueles alimentos trarão, benéfica ou maleficamente, para seu corpo.

O nível de consciência corporal de uma pessoa está conectado ao nível de consciência dela mesma como um todo (corpo, mente e alma), praticando autoconhecimento, desenvolvimento pessoal, amadurecimento, uma expansão interna pelas terapias e várias práticas que nos permitem esse alcance como a yoga, meditação, cursos e estudos; também a psicoterapia.

Lembrando que este curso é exatamente isso: um convite ao conhecimento de você mesmo. Você está num caminho que abrirá sua mente e forma de pensar, prestando mais atenção a quem você é, quais são suas emoções e reações em seu próprio corpo. Tudo que estamos tratando aqui permite aprendizado de nós mesmos.

O nosso corpo afeta não apenas a nossa percepção, emoção e ação, mas também nossos processos mentais superiores. Tudo está conectado. E somente quando nos compreendemos por partes e, ao mesmo tempo com um todo, é que adquirimos autoconhecimento.

Lembre-se de que tudo está conectado.

O nosso corpo fala constantemente conosco, como já mencionamos anteriormente, relacionando com o inconsciente.

Inconsciente	Consciente
É carregado e formado por nossas primeiras redes neurais, que se formam na infância e manifestam antes da parte consciente.	É um processo mais evoluído formado pelas redes neurais secundárias, que se sobrepõem às redes primárias, mas ainda muito conectado a elas.

As reações físicas e as emoções são as formas que o nosso inconsciente fala conosco e, quanto mais aptos estamos a compreender essa linguagem, significa que mais consciência corporal adquirimos. Ou seja, no todo, somos duas partes e, quanto mais autoconhecimento possuo, mais compreendo as duas partes de mim mesmo atuando.

Vamos fazer um exercício e entender o quanto você é capaz de ouvir seu corpo hoje?

Questionário 6:
QUAL A SUA CONSCIÊNCIA SOBRE O SEU CORPO?

1- Quando você come, está sentindo fome, desejo ou compulsão?

_____

_____

_____

_____

2- Quando você come algo que gosta muito, como, por exemplo, um chocolate ou um brigadeiro, você come esse alimento vagarosamente, saboreando pedacinho a pedacinho ou o devora rapidamente, como se o alimento pudesse fugir de suas mãos?

_____

_____

_____

_____

3- Quando você dorme, consegue focar na respiração de seu corpo e nas boas sensações de estar deitado em sua cama e assim atingir uma boa qualidade de sono?

_____

_____

_____

_____

_____

4- Ao beber água, aprecia ou simplesmente vira uma garrafa inteira garganta abaixo, sem perceber como o líquido entra em seu corpo?

_____

_____

_____

_____

_____

5- Se uma parte de seu corpo dói, como as costas ou o estômago, você logo toma um remédio ou pensa na possível situação que causou essa dor como uma preocupação com alguma coisa e tenta resolver essa questão em primeiro lugar?

_____

_____

_____

_____

_____

Todas essas perguntas e respostas levam você facilmente à compreensão de como lida com o seu corpo hoje. É fácil saber se ouve seu corpo ou se o leva de modo automático.

Quem compreende essa linguagem se alimenta bem, dorme bem, percebe sua respiração o tempo todo, bem como todas as partes de seu corpo.

Quem ainda não aprendeu a sentir o próprio corpo, apenas o percebe quando tem algo errado. Por isso, podemos dizer que a doença é uma manifestação do inconsciente, pois o corpo tem falado com você sem nunca ser ouvido. Então a doença vem, pois a doença você não ignora.

Não é interessante?

Espero que tenha percebido a importância de ouvir seu próprio corpo e que nunca mais deixe de olhar para ele como uma parte importantíssima de você.

Não apenas como uma embalagem que você quer ver bonita no espelho, mas o meio por onde a sua mente inconsciente fala o tempo todo.

Outra forma de você lembrar que o corpo fala constantemente é pensar na leitura que podemos fazer da linguagem corporal, que é automática e diz tudo sobre alguém.

Por exemplo: quando alguém está apaixonado ou mentindo, tende a ter as pupilas dilatadas imediatamente ao mentir ou na presença da pessoa amada. A maneira que nos sentamos, nos posicionamos mediante alguém ou uma situação diz muito sobre o que estamos pensando e sentindo naquele momento, basta que se preste atenção e se conheça um pouco sobre a linguagem corporal, ainda que não seja o tema principal aqui.

O importante é que você reconheça o quanto a sua atenção sobre o seu corpo importa para a plenitude de sua vida.

Não ignore mais os sinais que seu corpo lhe dá todos os dias.

Quem ouve seu corpo não tem tendência a adoecer, pois o indivíduo tem a possibilidade de perceber os problemas com antecedência e assim resolve as pequenas questões antes que cheguem em forma de problemas psicossomáticos e doenças.

Paciente 6
Fernando – 45 anos, ex-executivo iniciando como palestrante – medo de falar em público

Fernando é um homem esbelto, bem vestido e sofisticado. Ele entra no consultório altivo e se senta de forma muito educada.

— *Bom dia, Doutora!*
— *Bom dia, Fernando.*
Ele suspira e arruma a gravata.
— *Preciso da sua ajuda, Doutora!*
— *Vamos lá, divide comigo o que te trouxe aqui, Fernando.*
Ele explica que está em fase de transição profissional e que pretende dar palestras.
Respira profundamente e confessa.
— *Eu tenho pânico, pavor de falar em público, Doutora.*
— *Compreendo.*
— *Eu sou tímido, fico trêmulo, minha voz embarga.*
Ele segura as mãos entrelaçadas e olha para elas.
Parece lamentar sua dificuldade.

CHEGA DE FUGIR DO MEDO!

O caso de Fernando é mais comum do que muitas vezes se imagina. Aparentemente ele parece forte, com boa oratória, mas internamente está com medo de se expor. Mesmo que outras pessoas não percebam, Fernando está sofrendo enquanto está se expondo, sente medo, ansiedade, nervosismo, culpa e tristeza.

Os sintomas são facilmente observáveis pelo próprio paciente: aumento da frequência cardíaca, boca seca, suor em excesso, tremores, aumento ou queda da pressão arterial, náuseas, tonturas, tensão muscular, especialmente no pescoço e nas costas.

Nesse caso, abordaremos suas questões familiares, de relacionamentos e sua história de vida. Como está o seu momento atual? Desde quando ele tem medo de falar em público? Há algum fato que desencadeou esse medo?

Essa primeira escuta me permite traçar o tratamento mais adequado e assertivo para que possamos fortalecê-lo em sua vulnerabilidade.

Muitas vezes, olhar para sua construção de vida, e todas as vezes que de alguma forma se refez, ajuda a entender o porquê traz essa trava.

E por se tratar de um paciente adulto e de aparente autoconhecimento, o processo pode ser objetivo e rápido, mas sempre de acordo com o indivíduo.

No caso de Fernando, até mesmo alguns cursos de oratória, se ele se sentir aberto a isso, bem como um curso de teatro, que permite se trabalhar com a timidez e desenvoltura mediante o público. Testar-se diante do medo é importante. Meditação, exercícios físicos sempre serão bem-vindos e indicados.

"O medo tem alguma utilidade, mas a covardia não."

(Mahatma Gandhi)

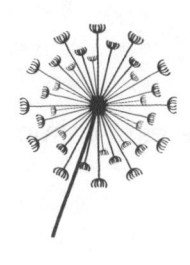

Capítulo 7
COMO ESCUTAR SEU CORPO

Não é preciso que você estude psicologia ou algo similar para compreender o seu corpo. Pode ser muito interessante, mas não é essencial. Você pode começar agora mesmo!

Uma forma simples de adquirir esse conhecimento é por meio de exercícios que pode fazer sozinho.

Vamos lá?

Questionário 7:
COMO ESCUTAR SEU CORPO

1- Neste momento, você acredita que está calmo ou ansioso?

Como eu posso saber disso?
Preste atenção em sua respiração. Está lenta ou rápida?
Se está lenta é porque você está calmo. E vice-versa.
Sua mente está tranquila ou está produzindo inúmeros pensamentos, que tiram o seu foco da respiração?
Caso esteja rápida, é porque você está ansioso. E vice-versa.
Como fazer para controlar a minha mente e respiração?
Meditação!
Fique num lugar tranquilo e silencioso e assuma uma posição confortável.
Respire profundamente e diminua o ritmo. Controle seus pensamentos, de modo a focar em sua respiração. Isso lhe trará calma, tanto em sua mente quanto em seu corpo.

Caso considere este exercício chato ou difícil, saiba que uma caminhada num local de contato com a natureza e em silêncio poderá lhe trazer os mesmos benefícios, desde que você controle sua mente e preste atenção às reações de seu corpo e respiração.

2- Alguma parte de seu corpo incomoda você neste momento? Pode ser uma dor de cabeça, um mal-estar ou um cansaço.

Se sim, procure pensar em tudo o que fez neste dia e tente buscar alguma relação com os acontecimentos e o que se manifestou no seu corpo.

Muitas das sensações que sentimos em nosso corpo são resultados do que vivemos no dia a dia.

Por exemplo: se eu me estressei no trânsito, posso sofrer uma dor de cabeça. Se senti raiva por algum motivo, posso sentir dor nas costas ou nos ombros. Senti muita ansiedade: dor no estômago e por aí vai.

Quanto mais você presta atenção em como você se sente e nos acontecimentos do seu dia, mais vai aprender a ouvir seu corpo.

3- Quando você dorme, consegue deitar-se e pegar no sono rapidamente? Como costuma ser seu ritual para dormir?

Pense no ambiente em que você dorme. É o mais apropriado? Está limpo e organizado? Tem material de trabalho ao lado da sua cama? Tire-o de lá imediatamente. Sua cama é o lugar sagrado onde você descansa sua mente e seu corpo. Nada pode tirar o foco desse descanso.

Na sua próxima noite de sono, foque em sua respiração e no desejo de pensar o mínimo possível, mas de sentir o seu corpo. O quanto é bom estar deitado na sua cama, no conforto do seu lar.

O momento de dormir deve ser um momento sagrado para você ouvir seu corpo e permitir que ele se sinta bem. A paz em sua mente será apenas uma consequência feliz desse processo, que deve se tornar absolutamente natural para você.

O que é a dor e como você pode administrá-la?

A percepção da dor é projetada para nos ajudar a reconhecer ameaças à nossa sobrevivência. A percepção da dor, de todas as variedades, é realmente criada em nosso cérebro como resultado de estímulos.

A dor pode vir de várias fontes diferentes:

- Células nervosas na pele.
- Percepções de entradas sensoriais (audição, olfato, degustação etc.).
- Das memórias.

A dor pode ser um grande motivador. Ela é projetada para fazer com que nossos corpos façam algo fisicamente, muitas vezes descrito como a resposta de luta e fuga ou congelamento.

Não há dois cérebros iguais, mas pesquisas recentes sobre o seu funcionamento deram uma ideia do funcionamento do cérebro de muitas pessoas.

O cérebro considera vários fatores para decidir o melhor curso de ação e envia dor ao corpo para motivar uma resposta à ameaça percebida. Às vezes, o sinal de alarme (amígdala) pode ser ativado quando uma experiência física ou ameaça não está realmente ocorrendo.

A doença como uma tentativa de nos devolver ao nosso caminho...

Como construímos nossas verdades? Como percebemos nossas dores?

Um dos problemas consiste em como nós aprendemos e nos relacionamos.

Exemplo: Você sente necessidade de aprovação? Precisa de "Ok" de todos a sua volta para tomar decisões? Cuidado para não basear sua vida nas escolhas dos outros, isso possivelmente fará com que você confie menos em si mesmo e também se sinta menos satisfeito com os resultados, que sua vida pode lhe trazer. Talvez falte você mesmo em sua vida.

Já pensou sobre isso?

Vou repetir: talvez falte você em sua vida!

A essa altura da leitura deste livro, você já pode entender o quão importante é cuidar de si mesmo, das suas relações e do seu ambiente, não é mesmo?

Então, observe este triângulo. Ele se chama triângulo da dor ou dramático de Stephen B. Karpman, MD. Ele propõe que, ao longo de nossas vidas e relações, utilizamos "papéis" para interagir com os outros e também com nós mesmos. Ou seja, é o tipo de postura que costumamos adotar. É um modelo social de interação humana. E, por meio do triângulo, podemos mapear um tipo de interação destrutiva que pode ocorrer entre pessoas em conflito.

Será que você tem vivido em um ou mais desses papéis? Ou conhece alguém que vive?

Diante da uma situação que lhe causa desconforto, tensão, ansiedade que postura você assume ou que roupa você veste?

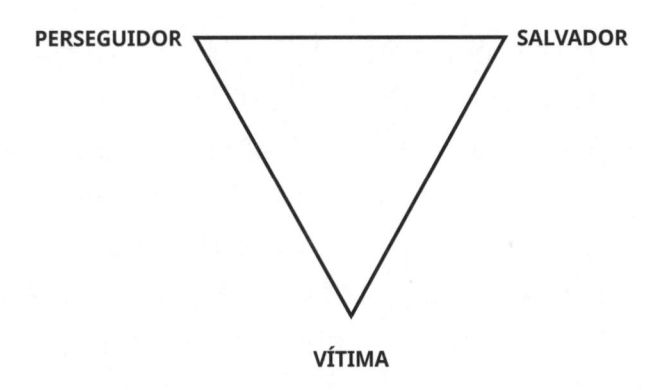

```
PERSEGUIDOR ▽ SALVADOR


        VÍTIMA
```

Fonte: Karpman, S. *A Game Free Life: The New Transactional Analysis of Intimacy, Openness and Happiness.* San Francisco: Drama Triangle Publications, 2014.

- **Papel de vítima:** reclama de tudo, acha que só ele tem problema e que o mundo está contra ele. Sente que é inocente. Portanto, se torna um constante cobrador. (V) Vítima: onde todos têm culpa, exceto EU.

- **Papel de salvador:** acredita que pode resolver o problema do outro, ajudando a todo custo, sempre mostrando que é bom. Gerando desconforto no outro, que se sente muitas vezes incapaz de ser bom. (S) Salvador: eu sou bom! Sempre acerto.

- **Papel de acusador e perseguidor:** joga a culpa no outro, despreza, desfaz, precisa mostrar que está sempre certo. Faz com que o outro se sinta menor. (P) Perseguidor: eu tenho razão! Você não.

Manter-se em um destes três papéis, o de vítima, salvador ou de perseguidor e acusador constantemente, pode dificultar a resolução dos conflitos diante de uma situação problema. Pois mantém o foco no problema e não na solução e ainda mantém a sensação de sofrimento e medo, pois aqueles que integram a conversa ou o ambiente não partem para a ação de resolver.

Esses apontamentos servem apenas para que você possa rever sua atuação na vida e evitar bater sempre nas mesmas teclas. Às vezes, sabemos onde erramos, mas por comodismo ou medo da mudança preferimos não agir.

Cuidado! Suas escolhas dizem muito sobre você.

Paciente 7
Juliana - trabalha em home office – TOC, mania de limpeza

Juliana tem 28 anos, é uma mulher muito bonita e ativa. É arquiteta e trabalha em casa, no sofá de sua sala. Porém, ela tem um grande problema.

— Eu não consigo me concentrar no trabalho, Doutora.
— O que acontece, Juliana?
— Eu me levanto o tempo todo para arrumar ou limpar alguma coisa.
— Como assim, Juliana?
— Eu acabo passando mais horas do dia limpando as coisas do que fazendo o que tenho que fazer no computador.
— Seu trabalho está sendo prejudicado por isso, Juliana?
— Muito. Eu estou apavorada, Doutora.
— Sei.
— É mais forte do que eu.

Juliana traz uma tendência perfeccionista e exige demais de si mesma e de tudo que se compromete a fazer.

No caso dessa paciente, a abordagem nos levará a um conjunto de questões do momento presente, mas também é necessária uma observação na sua construção infantil, modelagem de hábitos já vividos em busca dos pontos em que esse perfeccionismo foi desencadeado e talvez da hereditariedade. Muitas vezes, um nível de exigência muito alto advindo dos pais faz com que os filhos se tornem obsessivos sobre eles mesmos, com a perfeição em cada ato da vida, gerando profunda e constante insatisfação, medo, impaciência, tristeza, ansiedade e depressão.

A hipnose é uma excelente ferramenta para esse processo de descoberta. E a partir do ponto revelado, trabalhamos os hábitos e pensamentos de Juliana sobre si mesma e sobre tudo o que ela faz no intuito de equilibrar emoções.

Um processo de ressignificação.

É mesmo necessário ser tão perfeita para poder ser feliz? Será que tudo tem que estar perfeitamente limpo e no lugar para que ela possa ter um dia de trabalho satisfatório?

A hipnose e as abordagens práticas trazem luz à consciência e à possibilidade de um novo caminho para a vida, com mais leveza e plenitude.

Meditação e exercícios físicos serão indicados, bem como uma boa leitura e atividades que não exijam perfeição, mas criatividade, processos abertos que não precisam ser perfeitos, mas de acordo com o estado de espírito do paciente, como um processo de escrita, pintura, fotografia ou outra forma de arte.

Vivemos em uma sociedade que exige muito de nós mesmos. Esse caso é comum entre muitos pacientes, mas tem muito potencial para ser trabalhado, trazendo uma nova qualidade de vida às pessoas.

"Coragem é a resistência ao medo, domínio do medo, e não a ausência do medo."

(Mark Twain)

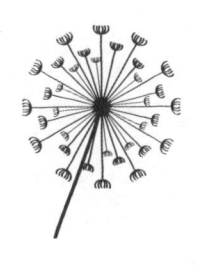

Capítulo 8
LIVRE-ARBÍTRIO

Somos todos seres dotados de livre-arbítrio? Depende do ponto de vista.

Por séculos, fizemos parte de uma sociedade que acreditava que o homem era dono de sua tomada de decisão, ao mesmo tempo em que a ciência continuou pesquisando a veracidade dessa informação.

A partir do ano 2000, vários trabalhos de cientistas e neurocientistas começaram a ser publicados, contestando o livre-arbítrio como algo não tão livre assim.

No livro *O poder do hábito*, de Charles Duhigg, de 2012, por exemplo, o autor cita um estudo de um paciente específico que perdeu a memória após um acidente. Embora não se lembrasse de nada de sua vida, como sua esposa, filha, dados pessoais ou qualquer coisa do passado, ele era capaz de sair de casa e fazer o mesmo trajeto que fazia antes de sofrer amnésia, quando praticava caminhada.

Certa vez começou a brigar e a falar alto com a filha, quando ela decidiu ir embora, o deixando sozinho. Ele estava repetindo um padrão que exercia antes de sua perda de memória, mostrando que os hábitos que adquirimos durante a vida se tornam automáticos e responsáveis por muitas de nossas decisões.

Em outro estudo, mediu-se a velocidade em que várias pessoas levavam para tomar simples decisões, como o apertar de um botão. Enquanto esses indivíduos supostamente decidiam qual botão apertar, seus cérebros estavam sendo mapeados e pôde se constatar que a decisão tomada pelo cérebro surgia antes dos participantes acreditarem que tinham tomando uma decisão. Ou seja, quem decide é o cérebro e não o indivíduo pensante. Há algo por trás de nossas decisões.

Com isso e com outras pesquisas que se tem feito em vários países e entre diferentes estudiosos, tem se chegado cada vez mais à conclusão de que não somos tão livres quanto pensávamos ser em relação as nossas decisões.

Em palavras mais simples, tudo indica que o nosso cérebro decide por nós com antecedência, o que nós acreditamos decidir, como se estivéssemos sendo comandados pelo cérebro e não o contrário.

- **Repetição de padrão familiar** – a nossa ancestralidade – ou seja, o cérebro prima por manter a sobrevivência da espécie com respostas e padrões que já deram certo, estratégias eficazes para economizar energia e, ainda assim, atingir o objetivo de nos manter funcionando de forma suficiente e não perfeita.

Além de todos os estudos e revelações feitas pelos neurocientistas, sabemos o quanto a nossa ancestralidade é responsável por nossas ações.

Muitas teorias convergem nesse tema. A Psiquiatria e a Psicologia, em suas diversas linhas, vêm demonstrando há anos, na prática e por meio de estudos, o quanto os indivíduos repetem ações e padrões exatamente como seus pais, mães e avós, por vezes também bisavós e tataravós.

Se a nossa memória coletiva é capaz de repetir padrões da época do homem das cavernas, como a reação de luta e fuga, o que poderemos esperar sobre a atuação de nossos pais e avós em nós mesmos, sendo uma memória ancestral bem mais recente?

CHEGA DE FUGIR DO MEDO!

Quer compreender na prática o que estou tentando lhe dizer?

Vamos ao nosso próximo questionário e exercício. Responda às perguntas internamente e pense também em seus familiares. Pode ser que você perceba os porquês de tantos comportamentos de seu pai, sua mãe, seus irmãos e seus filhos. Uma vez que nossos pais tendem a repetir o que viveram.

É um exercício para a vida toda, pois passamos a compreender melhor o comportamento e as pessoas, em vez de fazer julgamentos.

Questionário 8:
ENTREVISTA DOS PADRÕES FAMILIARES

1- Quantas vezes você se percebeu agindo como seu pai ou sua mãe em algumas das situações abaixo?

a) Você acha que seu pai ou sua mãe é rabugento, mas, com o passar dos anos, você percebeu que reclama das mesmas coisas. Ou um de seus filhos disse isso para você.

b) Estando num relacionamento, você é capaz de perceber que repete as mesmas atitudes de seu pai ou sua mãe em relação ao(à) seu/sua parceiro(a). Por exemplo: você é ciumento e possessivo exatamente como seu pai ou desligado e individualista como sua mãe.

c) Na sua vida financeira, você se dá conta de que é mais controlado como seu pai ou gastador e desatento, como sua mãe.

d) Você analisa sua vida toda e percebe que seguiu os mesmos passos que seu pai e sua mãe em vários sentidos: em algumas características profissionais, pessoais, de relação amorosa e até mesmo de amizades.

e) Você repete aquilo que mais reclamava em relação aos seus pais, agora com seus filhos.

É provável que você tenha percebido o quanto somos repetidores de padrão seja dos nossos pais, avós, bisavós, tataravós e assim por diante. Sem saber, repetimos muito do que captamos em nossa construção enquanto seres humanos. E os períodos que compreendem a infância e adolescência são importantíssimos para essa estruturação. Somente quando tomamos consciência desse fato é que nos tornamos capazes de alterar algum padrão, pois até o momento em que se manifesta, de forma automática ou inconsciente, não é passível de ser trabalhado.

Repetir os padrões de nossos pais é um fato e não uma escolha. Quando enxergamos essa verdade, somos capazes de trabalhar e amenizar esses padrões, mas, ainda assim, eles continuam a fazer parte de como somos.

Repetição de padrão social

Se nossos familiares mais próximos são responsáveis por nossos padrões de comportamento, o mesmo acontece com o nosso comportamento social, mostrando mais uma vez que o livre-arbítrio não é algo tão livre assim, como se costumava crer antigamente.

Somos influenciados o tempo todo de diversas formas.

Por exemplo, se faço parte de uma comunidade religiosa, serei fortemente influenciado a agir de acordo com o que a minha religião prega e o que seus seguidores esperam de mim como religioso.

Se frequento uma escola moderna, cheia de argumentos relacionados ao desenvolvimento pessoal e filosófico, terei tendência a ter uma mente mais aberta e comportamento livre, sem tanta preocupação com o que outras pessoas podem esperar ou pensar sobre mim.

Questões como ética, moral, responsabilidade e comportamento são o tempo todo influenciadas pelo meio que frequento, também pela empresa onde trabalho, o esporte que pratico, os programas de televisão a que assisto, bem como os livros que leio, as músicas que escuto, os amigos que tenho etc.

Já dizia o primeiro livro da história da humanidade: "Diga-me com quem andas e lhe direi quem és".

CHEGA DE FUGIR DO MEDO!

É fato que somos influenciados pelo meio, por nossos familiares e pelo sistema de automatização preexistente em nosso cérebro, ainda que não se possa explicar com perfeição e exatidão como isso acontece.

Somos seres pensantes, em constante aprendizado e vivência de conflitos.

Ainda que não sejamos totalmente livres em nossas decisões como pensávamos ser, o conhecimento dessa tese nos favorece, pois faz parte do autoconhecimento e desenvolvimento pessoal.

E todo conhecimento liberta, de uma forma ou de outra.

Paciente 8
Eurico - Aposentado –
Síndrome do isolamento em casa

Seu Eurico entra na sala de cabeça baixa, me cumprimenta e se senta, parecendo um pouco envergonhado.

— Bom dia Seu Eurico, o que traz o senhor aqui?

Ele acena com a cabeça e demora um instante para responder.

— Eu não consigo sair de casa, Doutora.

— Mas o senhor está aqui hoje.

— Sim, mas faz meses que quero vir aqui.

— E teve medo de vir?

— Eu não queria sair de casa, Doutora, nunca quero sair de casa.

— Compreendo.

Ele balança a cabeça e olha para a porta.

— Foi o senhor que quis realmente vir aqui hoje, Seu Eurico?

— Não, Doutora. Minha mulher exigiu que eu viesse até aqui.

Ele suspira e continua olhando para a porta.

CHEGA DE FUGIR DO MEDO!

O caso de Seu Eurico tem se tornado cada vez mais comum nos dias atuais. Mediante a uma sociedade com tantos problemas como criminalidade, relações frias e impessoais, pressão, crises políticas, de saúde, trânsito caótico e tanto mais, faz com que muitos tendam a desejar apenas o conforto e a segurança de seu próprio lar.

Inicialmente, isso até poderia não ser um problema, mas existe um sofrimento por trás desse comportamento e um excesso de isolamento, que leva o indivíduo a se relacionar cada vez menos, até mesmo com os membros de sua família. O trabalho fica de lado, os amigos, os *hobbies* e até mesmo o cuidado consigo mesmo.

No caso do seu Eurico, se ele aceitar, poderemos utilizar a hipnoterapia como técnica auxiliar para revelar o ponto inicial desse problema e trabalhar, a partir dali, um processo de ressignificação em sua vida.

Para o Seu Eurico, a sugestão de meditação e de exercícios físicos pode ser substituída pela tentativa de curtas caminhadas ao redor de sua casa, com aumento gradativo de tempo e distância, para que aos poucos ele se reacostume a sair de casa, sem se sentir ameaçado.

O processo é gradativo, com abordagens sobre a sua vida na infância, seus familiares e sobre o que sente no dia a dia. O que o faz querer ficar tanto em casa? Quais vantagens têm ao se esconder? Elas são maiores do que as que o impulsionam para vida?

Descobriremos juntos e ressignificaremos a sua saída de casa, para que a vida possa ser plena dentro e fora dela.

"A esperança é um alimento da nossa alma, ao qual se mistura sempre o veneno do medo."

(Voltaire)

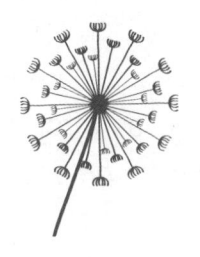

Capítulo 9
POR QUE FAZER TERAPIA? HIPNOSE?

Talvez essa pergunta em algum momento já tenha o intrigado.

Mas será que com tudo que falamos até aqui neste livro e no curso e, se ainda buscar ler diversos livros, consigo me curar sozinho?

Veja bem. Você pode e talvez deva fazer quantos cursos desejar, bem como ler o máximo de livros que sinta vontade. Todo conhecimento é bem-vindo e faz bem ao seu autodesenvolvimento e autoconhecimento, porém lembre-se de que estamos na era do excesso e da facilidade da informação, levando um número elevado de pessoas a se sentirem donas da verdade e do conhecimento, quando informação é algo bem diferente de formação.

Um profissional que estudou, fez provas, participou de pesquisas e projetos sobre um determinado tema estará mais apto a ajudar alguém ou trabalhar em sua área do que um indivíduo que aprendeu sozinho a partir de uma única percepção: a dele mesmo.

É limitante e errôneo acreditar que as informações via *Internet* e o conhecimento *on-line* substituem a formação profissional. Seria arrogante pensar que uma infinidade de leituras *on-line* seja suficiente ou mais correta do que o frequentar de um curso universitário de anos, que inclui diferentes professores, matérias, livros, pesquisas, estágios, pacientes e tanto mais. A prática e as exigências de uma formação vão muito além do que a fonte de informação disponível na *Internet*. São coisas diferentes e que têm sido ignoradas na atualidade.

Um profissional não é alguém que leu artigos e livros, mas alguém capacitado, gabaritado por outros profissionais para operar na prática na área em que atua. Na Psicologia, esse tema se torna ainda mais delicado, uma vez que se trabalha com pessoas.

Não é possível que, em meio a um distúrbio psicológico, você encontre sozinho a causa e a melhor forma de se tratar, somente por meio da leitura de um livro ou artigo. Isso pode ajudar e ser de grande proveito, porém somente o profissional, com um olhar treinado e com anos de atuação, poderá indicar o melhor caminho para a sua segurança.

Um bom artigo ou um bom livro podem ser úteis num determinado momento mas, como já mencionamos em várias partes deste livro e curso, o ser humano tende a repetir padrões, de seguir sua vida de forma inconsciente e atuar quase que uma vida inteira sem perceber a causa raiz de seus problemas.

É comum que sejamos capazes de perceber nossos sintomas quando doentes, mas não a doença ou a sua causa. Por isso, vamos ao médico.

O mesmo acontece quando nos sentimos tristes, com medo ou aversão a alguma coisa. Um psicólogo nos ajuda a descobrir o que está por trás disso, que pode ser um trauma de infância, um aspecto de nossa memória coletiva, um padrão de nossos pais, um padrão social ou ainda um pouco de cada um.

O psicólogo nos serve como um espelho. Ele nos ajuda a sair de nós mesmos e nos olharmos por fora, por outros pontos de vista, sem a dor, mas com novas perspectivas, que nos tornam capazes de ver de outra maneira e atuar de uma nova forma dali em diante. Construindo uma ressignificação de nós mesmos.

Abrindo espaço para uma nova versão de nós mesmos. Existe um "antes e depois" de uma terapia profissional. Podemos dizer que temos várias cascas, como uma cebola e a terapia vai nos permitindo enxergar, conhecer e trabalhar cada casca de nós mesmos. A *Internet* não faz isso. Um livro não faz isso. Ambos podem ajudar, são ferramentas de apoio, mas não o todo.

Quando se encontra um profissional capacitado e se cria uma relação de confiança, a conexão humana se estabelece e, pela permissão interna, de caminhar lado a lado, é aí que a "mágica" acontece. Ou seja, a mudança emerge e se solidifica em ações na vida.

A hipnose como ferramenta durante a terapia

Uma das ferramentas que utilizo com meus pacientes é a Hipnoterapia, hipnose clínica que pode ser utilizada em praticamente qualquer pessoa, sem efeitos colaterais, desde que seja feita por um profissional habilitado mediante um momento anterior de avaliação.

A hipnoterapia consiste num processo de relaxamento, no qual o paciente se mantém consciente, mas capaz de acessar memórias antigas, mediante a exposição de um problema. Por exemplo: um paciente que se queixa de angústia e medo de rejeição, sem compreensão da raiz desses desconfortos. Num processo de hipnose, o paciente pode acessar memórias registradas ao longo de sua jornada, todos nós somos a SOMA de tudo que vivemos. Nosso cérebro límbico armazena memórias e emoções. Portanto, uma memória da infância, por exemplo, de quando se sentiu rejeitado ou negligenciado pela mãe, num momento em que aquela emoção ficou registrada em seu inconsciente pode moldar suas ações até hoje, quando você escolhe um parceiro ou se relaciona com a ideia de ter um filho.

Nesse processo, em clínica, o paciente tem a oportunidade de sentir com clareza, de onde vem o que está incomodando a sua vida presente. Existe um processo libertador nesse momento, pois é possível dar um significado novo àquilo que outrora não era possível. Hoje, com sua idade atual, você possui mais recursos do que quando tinha apenas cinco ou dez anos para entender ou acolher uma situação vivida.

CHEGA DE FUGIR DO MEDO!

Uma vez que grande parte de nossos problemas consiste em não saber os seus porquês, a hipnose traz luz a nossa consciência. Identificamos a origem do que está incomodando, se tornando natural o trabalhar aqueles pontos, que podem ser resolvidos imediatamente ou num processo e caminho agora conhecido.

O maior problema do ser humano é conviver com sentimentos que não compreende. As sessões de hipnose costumam trazer à tona a origem desses incômodos, que é a parte mais difícil.

Com a descoberta do problema, parte-se para a solução de uma forma leve e natural.

Convido você para fazer um exercício de auto-hipnose, escaneie um dos *QR codes* abaixo com o seu celular para ser direcionado para um *podcast* de minha autoria, para uma sessão com você mesmo.

Vamos lá?

YouTube
https://youtu.be/rtx8njXWhCo

Google Drive
https://bit.ly/2ULNiYk

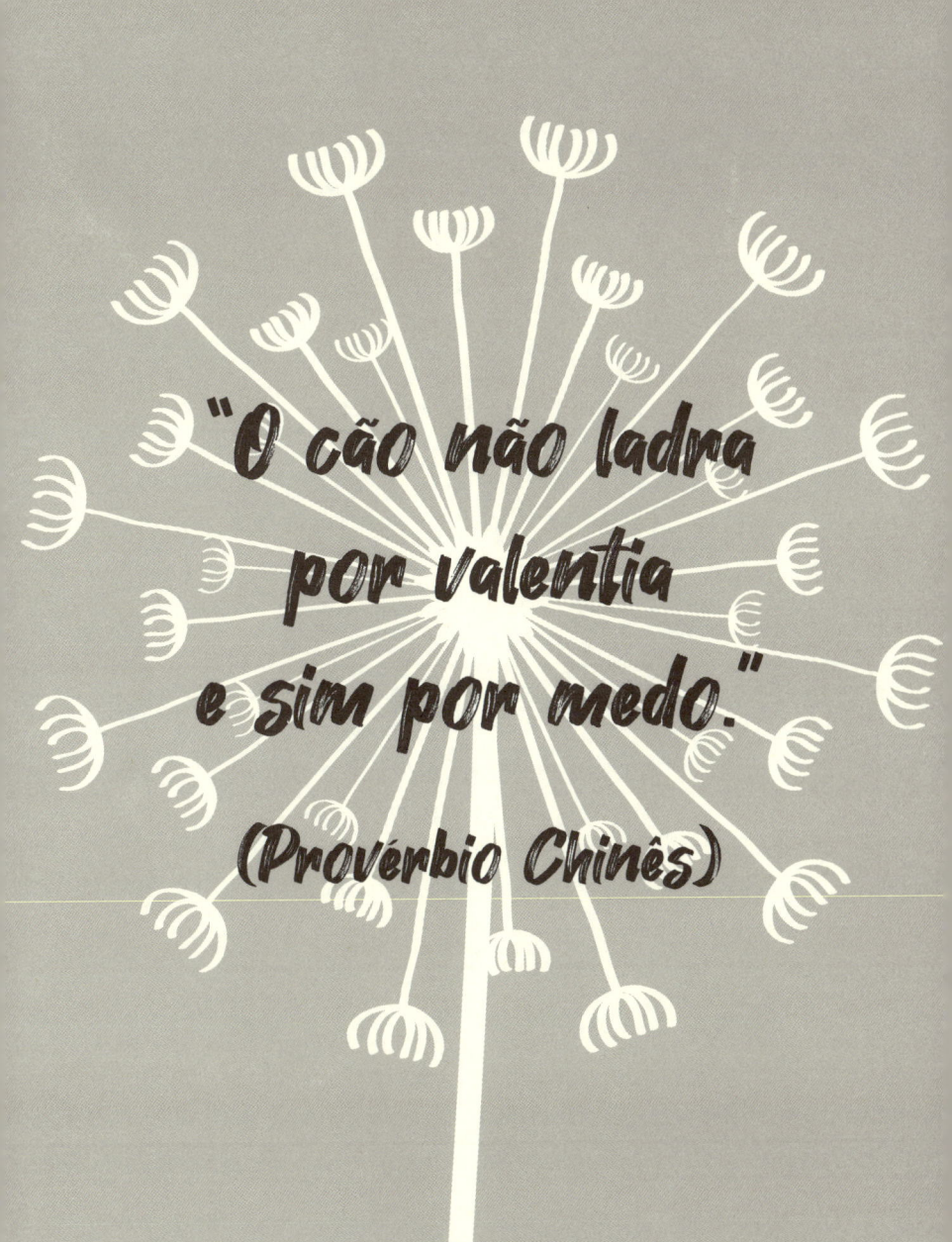

"O cão não ladra
por valentia
e sim por medo."
(Provérbio Chinês)

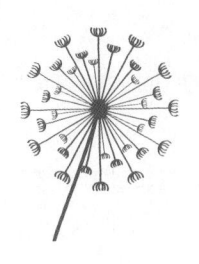

Capítulo 10
CONCLUSÕES FINAIS

Gostaria de levar você a uma reflexão que conectará tudo que teve a oportunidade de ler até aqui. Lembrando: passamos pela verdade editada, reação de luta e fuga, emoções e sentimentos, emoções x razão (consciente x inconsciente), as emoções e nossas doenças físicas e psíquicas, consciência corporal, como escutar seu corpo, livre-arbítrio, terapia e hipnose.

Como todos esses temas se relacionam com a emoção primária "medo" e interferem na minha vida?

Verdade editada

Alguém que tem medo e se sente inseguro costuma ter dificuldade de enfrentar o peso dos olhos do outro e também do julgamento. Pode, ao usar as redes sociais, optar pela estratégia verdade editada, com uma segunda imagem sobre si mesmo, que é a imagem virtual que ele ou ela decide divulgar e aparentar na *Internet*. Aquela que pode ser vista, considerada melhor que a natural. Uma pessoa que tem medo, naturalmente se torna insegura sobre sua imagem. Uma reação comum e natural seria melhorar essa imagem de forma virtual, que é uma maneira fácil de mudar rapidamente o que supostamente pensam sobre ela. Porém, consequentemente, isso causa uma imagem distorcida dessa pessoa para com ela mesma.

Reação de luta e fuga

Um indivíduo com medo também é alguém que está mais vulnerável e em alerta. A Reação de luta e fuga pode ser disparada mais vezes, pois o medo e a ansiedade podem nos levar a projetar um problema de forma maior que realmente é.

Vamos conectar todos os temas num único exemplo.

Uma moça publica uma foto maquiada e com uma roupa nova, mesmo tendo chorado antes de tirar a foto. Alguém comenta na foto que ela está com cara de choro. A sua reação é ter sido descoberta na verdade editada e se sente muito mal. O coração acelera, talvez ela chore e sinta vontade de destruir o computador ou sair correndo.

Perceba que estamos entrelaçando aqui a verdade editada desmascarada já com as sensações de luta e fuga acionadas, trazendo desconforto a essa pessoa. Infelizmente, dominada pelo medo, está fragilizada e qualquer ponto que toque nessa ferida desencadeia uma sequência de sensações negativas.

Emoções

A partir dessa pequena experiência, as emoções negativas podem se intensificar: medo, ansiedade, tristeza, raiva e aversão. No nosso exemplo, a moça começa a raciocinar e sente raiva da pessoa que fez o comentário indesejado em sua foto. Com uma sequência descontrolada de pensamentos, já que ela está nervosa, ansiosa, a cabeça não para, podendo gerar mais sentimentos ruins como desejo de vingança, desprezo, vitimização, tristeza ou outros.

Por isso, a importância de um melhor nível de consciência das emoções e sentimentos, bem como de cada tópico explanado neste livro.

Acabamos de conectar a verdade editada, a reação de luta e fuga, as emoções e os sentimentos.

Consciente e inconsciente
Logo em seguida, na sequência deste livro, enfatizamos o tema consciente e inconsciente. Como fazemos a ligação da verdade editada, reação de luta e fuga, emoções e sentimentos ao consciente e inconsciente?
Veja!
Temos uma pessoa que postou uma foto com uma verdade editada na *Internet*.
De verdade, essa pessoa tinha chorado e estava triste. Pegou uma roupa nova, se maquiou, se fotografou e postou nas redes sociais.
Alguém fez um comentário que desmascarou sua verdade editada, causando uma reação de luta e fuga, o que afetou diretamente suas emoções primárias negativas, desencadeando mais emoções e sentimentos negativos.
Podemos avaliar o quarto tópico deste livro, consciente x inconsciente de duas formas.
Primeiro. Se essa pessoa pudesse ter mais consciência de si mesma e autoconhecimento, não entraria numa enrascada dessas, pois sendo mais

consciente, não faria uso da verdade editada, mas aceitaria o seu dia ruim e trabalharia em cima de seus sentimentos e não de uma mentira.

Segundo. Alguém com um bom nível de compreensão de si próprio, ainda que passasse por essa situação, teria mais condições de lidar com o momento e o interromperia ali. Talvez uma boa solução seria apagar a foto e não ter mais que lidar com aquela mentira. Ou simplesmente levaria o comentário numa boa, ou ainda, poderia apenas ignorá-lo.

As emoções e nossas doenças físicas e psíquicas

Vamos considerar que nosso exemplo ainda está num nível mais voltado para a falta de conhecimento, o que nos leva ao próximo tópico deste livro, que são as emoções e nossas doenças físicas e psíquicas.

Seguindo o nosso exemplo, da moça que estava triste, se maquiou e postou uma foto nas redes e depois se sentiu ameaçada por um comentário, desencadeando emoções e segmentos ruins. Como ela não possui o conhecimento que estamos trabalhando aqui, não saberá lidar com o que está sentindo.

CHEGA DE FUGIR DO MEDO!

Veja! Embora na vida real não esteja acontecendo nada demais, dentro de sua mente está uma guerra, afinal ela foi descoberta em sua mentira, em sua verdade editada. Ela não sabe lidar com isso e vai armazenar internamente toda a raiva e frustração do momento. Devido a uma suposta vergonha, talvez ela não faça nada sobre o assunto e não desabafe com ninguém. Passadas algumas horas ou poucos dias, ela poderá vir a ter problemas de estômago, insônia e falta da ar. A ansiedade, o medo e a raiva tomam conta de seu corpo.

Seu inconsciente pede que ela lide com a situação, resolvendo o problema internamente; quando isso não acontece, então o inconsciente pode dar vazão à dor, inclusive é possível que a direcione para o estômago onde talvez outras situações "mal digeridas" já estejam, transformando todo ocorrido em uma gastrite nervosa (porém poderiam ser outros problemas de saúde, como síndrome do pânico ou distúrbio alimentar). Nunca se sabe ao certo de que forma o corpo vai reagir. Mas ele vai reagir, pois é um pedido do inconsciente que não está sendo ouvido.

Viu como uma coisa está conectada a outra e ao todo?

Consciência corporal

O próximo passo que poderia ajudar a moça do nosso exemplo seria a consciência corporal. Caso ela leve em consideração que seu corpo está tentando lhe dizer algo, como uma mensagem direta de seu inconsciente, ela poderia chegar à simples conclusão de que o seu nervosismo e ansiedade a fizeram ficar assim: com problemas no estômago, insônia e falta de ar. Mas, como sabemos, nosso exemplo ainda não tem consciência de nada disso.

Como escutar seu corpo

Ela acaba tendo a brilhante ideia de pesquisar na *Internet* os sintomas que está sentindo e se depara com uma matéria sobre consciência corporal, o que lhe permite, mais uma vez a oportunidade de ouvir o próprio corpo e analisar o que aconteceu antes dos sintomas chegarem. Pode ser que ela tenha uma melhor percepção agora ou não.

Livre-arbítrio

Como sua mãe é uma pessoa que costuma ir ao médico toda vez que sente sintomas estranhos em seu corpo, pela influência genética dos hábitos recebidos da ancestralidade (e não totalmente do livre-arbítrio, que acreditávamos ter), a moça do nosso exemplo irá ao médico, exatamente como sua mãe o fez a vida inteira, o que de certo modo é normal dentro de nossa cultura. Porém, será que só existe esse caminho para tratar?

Terapia e hipnose

Felizmente, o médico consultado é um profissional bem informado e bem-intencionado e compreende que a paciente é a soma de tudo que viveu e não só um órgão, o estômago por exemplo. Ele direcionará a moça a um profissional de Psicologia capacitado e experiente, que começará um tratamento lá do início deste livro, por meio de técnicas específicas.

Uma boa psicoterapia inclui abordagens por conversas francas, que depois podem partir para um processo de hipnose, para se descobrir a causa dos sintomas do paciente. E daí lembremos os exemplos citados no decorrer deste livro. Então, tudo pode vir à tona.

A hipnose é apenas uma das ferramentas que utilizo, de acordo com cada paciente e situação, que pode variar de pessoa para pessoa.

O importante é descobrir a raiz de todo sofrimento. O medo é apenas um aspecto, ou seja, uma parte de nós que nos afeta no dia a dia por toda a vida. O que faz a diferença é aceitarmos sua existência e atuarmos sobre ele com naturalidade e resiliência. O medo não tem o propósito de nos destruir, mas sim apontar para algo que talvez ainda não tenhamos podido ver.

Espero que este livro e curso tenham lhe permitido uma percepção maior e mais ampla sobre si mesmo.

Tudo passa pelo consciente e inconsciente e a ideia deste livro e curso é permitir que você compreenda a necessidade do equilíbrio em nós mesmos entre uma coisa e outra.

Não percebemos apenas medo como emoção negativa, mas também tristeza, raiva e aversão.

Caso você perceba em si uma pessoa mais consciente agora, que se autoaceita, deixando de ser a própria inimiga, de estar sempre se criticando ou deixando de fazer uma coisa ou outra pela vergonha ou medo do que o outro pensa, se você puder apenas se reconhecer, respeitar e se acolher como é, em características, qualidades e potenciais a desenvolver, estarei feliz.

CHEGA DE FUGIR DO MEDO!

Inclusive para ampliar esse olhar sobre si mesmo e o seu funcionamento mental e físico, convido-o para o próximo livro da Série emoções: *Tristeza*.

Por que falarmos sobre a tristeza?

Porque a tristeza, assim como o medo, pode fazer um estrago enorme em nosso interior quando não compreendida, não vista ou simplesmente desprezada.

Obrigada por estar comigo até aqui!

Bem-vindo ao mundo das emoções!

As suas emoções.